癌症·医生说

癌症患者家庭照护指导

总主编◎程向东　朱利明
主　编◎俞新燕

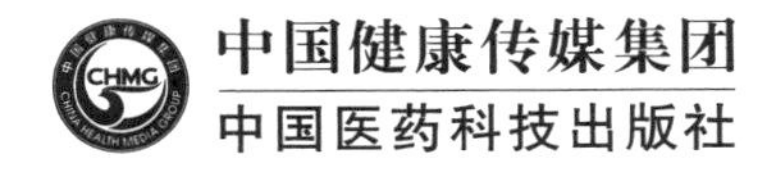

中国健康传媒集团
中国医药科技出版社

内 容 提 要

本书为“癌症·医生说”分册之一，主要介绍了饮食与营养指导、用药指导、居家中医调养指导、活动康复指导、专项护理指导、心理康复指导、暖心指导及不同症状的居家护理，鼓励患者及家属参与疾病照护的全过程，另外还介绍了5位肿瘤患者进行照护指导的真实故事。全书采用问答形式进行详细介绍，语言通俗易懂，适合广大读者特别是肿瘤患者及其家属参考阅读。

图书在版编目（CIP）数据

癌症患者家庭照护指导 / 俞新燕主编 .— 北京：中国医药科技出版社，2023.10

（癌症·医生说）

ISBN 978-7-5214-4076-8

Ⅰ.①癌… Ⅱ.①俞… Ⅲ.①癌—护理 Ⅳ.① R473.73

中国国家版本馆 CIP 数据核字（2023）第 144591 号

美术编辑 陈君杞

版式设计 也 在

出版 **中国健康传媒集团** | 中国医药科技出版社

地址 北京市海淀区文慧园北路甲 22 号

邮编 100082

电话 发行：010-62227427 邮购：010-62236938

网址 www.cmstp.com

规格 710 × 1000 mm 1/16

印张 13

字数 180 千字

版次 2023 年 10 月第 1 版

印次 2023 年 10 月第 1 次印刷

印刷 北京盛通印刷股份有限公司

经销 全国各地新华书店

书号 ISBN 978-7-5214-4076-8

定价 45.00 元

获取新书信息、投稿、为图书纠错，请扫码联系我们。

本书编委会

主　编　俞新燕

副主编　邵秋月　陈美华　陶　丽

编　委（按姓氏笔画排序）

丁群芳　尤国美　方　晓

邓亚萍　朱　莉　刘雨微

许佳兰　孙小丽　吴　怡

林友燕　郑秋红　俞智敏

夏　雯　章　敏　章　黎

温晓雪　潘　琴

序

癌症，众病之王。

根据最新的统计报告显示，截至2020年，全球每年新发癌症病例数约为1930万；预计到2040年，全球癌症病例数将达到2840万，比2020年增加47%。现在，癌症不仅仅是一类疾病，更是全人类面临的巨大健康挑战，无论是患者本人还是他们的家人，都深受其害。

我的一位朋友曾向我诉说，当他被医生告知患上癌症时，内心瞬间沉浸在无尽的恐惧与焦虑之中。它是谁？它会怎么样？应该去找谁？如何把它赶走？要做些什么准备？这些都不知道！他说，癌症就像一个满怀敌意、全副武装的不速之客，凭空闯入他的生活，让他和家人一下子陷入恐惧、无助和绝望的深渊。

庆幸的是，我这位朋友的故事还算比较圆满。他在治愈后专程过来谢我，感谢我给他介绍了一位好专家。专家详细地向他解释病情、诊疗方法和预后，还有诊疗中的各种可能性，让他心里有了底。他说我和专家在他最困难的时候给了他一家人希望与勇气！

现阶段，我们国家还存在优质医疗资源不足的问题，很多时候专家面对着无数患者渴求的眼神，却无法给予更多的时间解读病情和治疗方案，对这些癌症患者而言，他们该怎么办？

这个时候，面向大众的癌症知识科普就显得尤为重要，而由一线临床专家根据癌症诊疗的最新进展、实践问题，并结合患者实际需求撰写的癌症知识科普书籍更是难能可贵。

健康中国需要科学普及。作为一名从事生物分析化学的科学家，我目前带领中国科学院基础医学与肿瘤研究所和浙江省肿瘤医院的专家们进行着癌症研究的攻关。身处癌症领域，我目睹了许多患者的苦难和挣扎，也见证了现代医学在癌症领域取得的突破性进展。我深知，想要更好地理解癌症、预防癌症，并帮助患者战胜癌症，我们有责任搭建科普的桥梁，将癌症科学知识传播给更广泛的群体。因此，我非常高兴地向大众推荐《癌症·医生说》这套关于癌症的科普丛书。

这套丛书不仅涵盖了癌症手术治疗、放射治疗、内科治疗等基本诊疗手段、诊疗进展和新疗法，还从营养指导、癌痛管理、心理调试、家庭照护、用药管理等方面入手，以一问一答的形式解答患者和家属在诊疗及康复等过程中存在的各类问题。各分册同时结合真实的抗癌故事，以生动的案例帮助患者及家属树立科学的肿瘤治疗观念和战胜癌症的信心。这种从案例中寻找心理和情感支持的方式，将有助于患者及家属积极地面对困难，帮助他们重获正向的生活态度和心灵的平衡。

丛书的总主编分别是浙江省肿瘤医院党委书记程向东和党委委员、院长助理朱利明。程向东不仅是一位非常优秀的外科专家，还是中国抗癌协会副理事长、科技部国家重点研发计划等项目的首席科学家，在癌症防治领域功勋卓著。朱利明是肿瘤内科的临床专家，还兼任中华预防医学会叙事医学分会副主任委员，在医学人文领域有深厚的造诣，他一贯认为临床医生做科普工作散发的是医生的温度。而各分册的主编、副主编及编委们基本都来自于浙江省肿瘤医院，他们或是学科带头人，或是资深的临床、护理专家和药学专家。他们把艰涩难懂的专业知识用简洁通俗、系统而且富有条理的方式介绍给广大读者，无论您是否有医学背景，都能轻松地理解书中的知识。

《癌症·医生说》丛书不仅适用于癌症患者和家属等一般读者，也适用于从事医学以及相关领域的专业人士。通过阅读本丛书，读者可以了解癌症诊疗、康复、家庭照护等患者日常生活需要关注的各方面知识。我相信这套丛书能给读者带来有益的信息和实用的建议，更希望这套丛书能够成为读者的“亲密伙伴”，为读者提供可靠的指导和必要的帮助，还有希望、勇气和力量！

中国科学院院士
发展中国家科学院院士
中国科学院杭州医学研究所所长
浙江省肿瘤医院院长

2023 年 7 月

前言

随着老龄化时代的到来，我国恶性肿瘤发病率呈逐年上升的趋势。根据2021年2月国家癌症中心发布的癌症报告，我国每天约1万人确诊癌症，平均每分钟约7人确诊。如此庞大的肿瘤患者群体在医院接受手术、放疗、化疗、靶向、免疫等治疗出院后，要么长期居家康复，要么在治疗间歇期有相当长的时间居家度过。居家照护离不开医护人员的指导，更离不开患者及家人的配合，这给肿瘤患者家庭照护提出了新的挑战。

肿瘤患者居家期间会面临症状困扰，如：疼痛、恶心呕吐、吞咽困难、头晕、耳鸣、呼吸困难、胃部不适、皮疹等症状，严重影响患者生活质量。除此之外患者也会存在一些共性的问题，如：化疗后一直食欲不振，饮食有什么讲究？肿瘤患者化疗结束后，能不能生孩子？口服化疗药后，手部出现皮疹该怎么办？吃止痛药，经常便秘怎么办？他们不知如何面对居家期间出现的各种问题与症状困扰而承受着巨大压力，需要专业的照护指导。

本书应广大肿瘤患者及家属要求，由浙江省肿瘤医院一线的护理专家、骨干编写，站在肿瘤患者的角度，收集居家期间的常见问题及需求，以问答的形式，用通俗易懂的语言阐述了肿瘤相关知识，提供专业的照护指导。全书内容涉及饮食与营养指导、用药指导、居家中医调养指导、活动康复指导、专项护理指导、心理康复指导及不同症状的居家护理，鼓励患者及家属参与疾病照护的全过程。

谨以此书献给正在与肿瘤抗争的患者及家属们，希望你们能从中获益，帮助战胜疾病，提升生活品质。

编者

2023 年 7 月

目　录

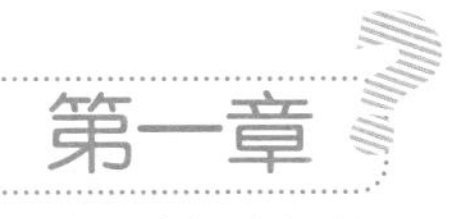

饮食与营养指导

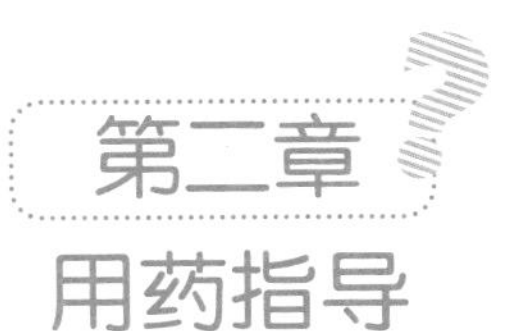

用药指导

第三章
居家中医调养指导

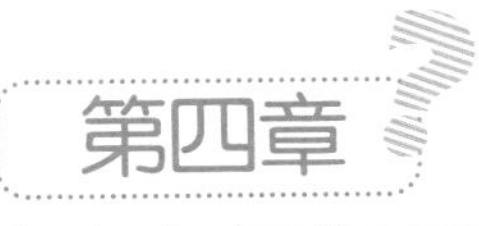

第四章 活动康复指导

第五章 专项护理指导

第六章 心理康复指导

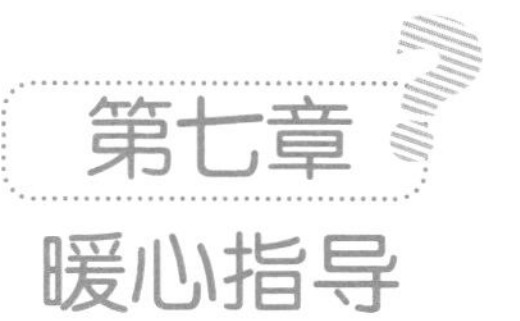

暖心指导

第八章 头颈部症状居家护理

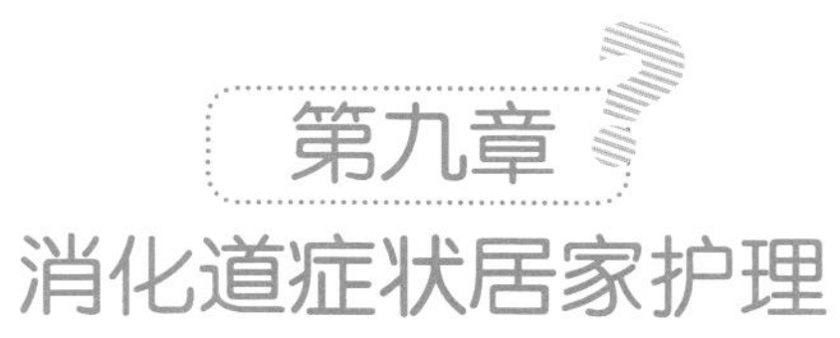

第九章 消化道症状居家护理

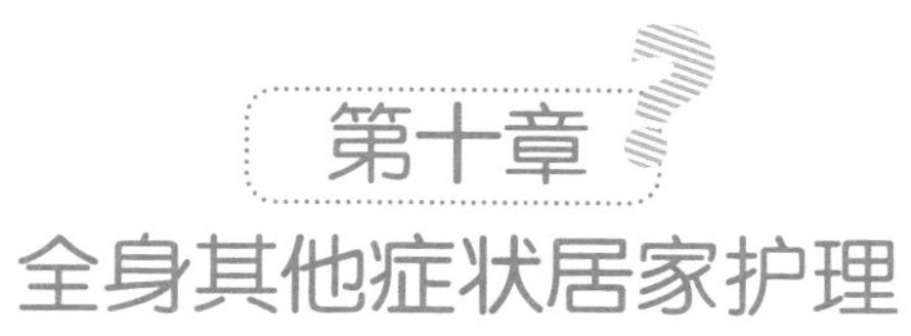

第十章 全身其他症状居家护理

第十一章 我和肿瘤的那些事

第一章
饮食与营养指导

01. 肿瘤患者饮食需要注意哪些问题?
02. 肿瘤患者能吃海鲜吗?
03. 哪些食物有防癌抗癌的作用?
04. 肿瘤患者能否喝酒?
05. 出现白细胞低、血小板低，贫血时能吃些什么?

……

01 肿瘤患者饮食需要注意哪些问题?

对肿瘤患者而言，在饮食方面营养均衡非常重要，只有提供足够的营养才能增加身体抵抗力，对抗疾病。那么在饮食方面都有哪些注意事项呢？首先肿瘤患者应掌握以下五大原则：①多选择高能量、高蛋白、高维生素饮食。②食物多样化、搭配合理化。③少量多餐、吃清淡易消化的食物。④不宜过多忌口。⑤注意膳食平衡。术后气血虚亏患者可进食红枣、山药、莲子、红糖等补充气血；放化疗后引起口干、少味等患者可进食萝卜、绿豆、冬瓜、百合等滋阴生津、甘凉润肺食品；术后气虚乏力者，可多喝黄芪红枣汤；放化疗后咽干舌燥、大便干结可选择西洋参、铁皮石斛；抵抗力差的患者可选择蛋白粉或乳清蛋白粉；体质偏热患者可服用野山参，体质偏寒患者则服用高丽参；缺钙患者可适当补充含钙的保健品等。

02 肿瘤患者能吃海鲜吗?

大多数患者认为海鲜属于发物，会促进病情发展，肿瘤患者应对发物“忌口”，但这缺乏科学依据。肿瘤既非过敏性疾病，又非传统意义上的疮疡肿毒，“发物”不可能引起肿瘤的转移和复发。而所谓的“发物”还包括水产品中的带鱼、鲤鱼、蛤蜊、螃蟹、虾；畜禽肉类的羊肉、驴肉、马肉和老母鸡肉等；以及蔬菜中的韭菜、芹菜、香菜和茴香等。实际上，从肿瘤营养学上来讲，上述动物肉、蛋都是优质蛋白来源。当然，对于一些容易对海鲜过敏，肠道功能较弱的患者群体来讲，还是需要注意避免饮食不当引起的病情变化。因此肿瘤患者是可以进食海鲜的。

03 哪些食物有防癌抗癌的作用？

从科学角度而言，得出食物抗癌的结论，需要流行病学的证据，这就需要长时间大样本量的人群跟踪调查。但由于现阶段这方面数据缺乏，我国功能食品的功效中并没有抗癌这一项。至于哪些食物中的提取物具有抗癌效果，现阶段根据细胞学和动物实验的一些线索，以下食物大家可以作为参考。菇类；枸杞、天麻、人参、肉苁蓉、黄精；大蒜、大葱、洋葱；调味品，例如桂皮、肉豆蔻、当归等。此外，据报道地瓜可以降低结肠癌的患病率，苦瓜具有预防乳腺癌的效应。而一些富含膳食纤维、维生素 C 或抗氧化的蔬菜和水果例如茭白、芹菜、芦笋、玉米、海带、菠菜、西红柿、胡萝卜、西兰花、西柚、苹果、梨、猕猴桃、橘子、蓝莓等对肿瘤的预防也有一定的积极意义。

04 肿瘤患者能否喝酒？

“酒桌文化”在我国历史悠久，喝酒不仅可以应酬也可以联络感情，甚至还有一种说法叫作喝酒养生，总之很多场合都免不了喝酒，那么，肿瘤患者究竟能否喝酒呢？答案是不可以！对肿瘤患者来讲，应尽量避免饮酒，注意清淡饮食，避免辛辣及刺激性食物。肿瘤患者经过放化疗等一些治疗手段后，胃肠道会受到部分损害，饮酒后会加重胃肠道损伤，从而加重病情。科学研究表明，饮酒与很多恶性肿瘤的发生都密不可分，比如肝癌、食管癌、口腔癌、乳腺癌、胃肠道恶性肿瘤等。因此，肿瘤患者应尽量避免饮酒。另外，假如肿瘤患者长期嗜酒，可到精神科进行截断治疗。

05 出现白细胞低、血小板低，贫血时能吃些什么？

如果出现白细胞、血小板低下及发生贫血，这时候可能需要补血，提高血液质量，而在日常饮食中可以进食补血食物。包括以下四大类：①富含铁的食物：动物肝脏、瘦肉、禽蛋等。②富含高蛋白的食物：牛奶、鱼、蛋、豆制品、莲藕、荠菜、木耳、红枣、花生等。③富含维生素的食物：猕猴桃、草莓、菠菜、鲜枣、青椒、豌豆、红薯等新鲜蔬菜及瓜果。④偏寒凉类食物：按中医来看，血热易妄行，平时可适当吃一些偏寒凉食，如荸荠、莲藕、黑木耳、梨等。还可常用黄芪、红枣、山药、枸杞子、藕节、扁豆、核桃仁等煲粥食用。

06 化疗结束后，饮食应该注意哪些，如何搭配？

肿瘤患者化疗结束后常常会感觉胃口不好，甚至伴随恶心、呕吐等症状，也会引起血液指标的变化，比如血小板、白细胞及血色素低下，肝肾功能的异常等等。这时候到底应该怎么吃，吃什么？首先还是应该注意补充营养，更好地恢复身体。对胃口不好的患者鼓励少食多餐，清淡易消化食物。在食物选择上可选择各类肉、蛋、奶及新鲜的蔬菜、水果，避免油腻，荤素搭配。其次注意烹调方法多样，色、味搭配。可不断更换饭菜品种，增加饮食的色、香、味、形，依据患者的喜好烹饪食品，有利于提高患者的进食量。第二，注意不可“大补”。化疗后肝肾功能异常，排毒及代谢功能在一定程度上受到损害，如果一味“大补特补”，反而会加重肝脏及肾脏功能的负担，引起病情变化。第三，饮食应“因症”而异。对血小板、白细胞及血色素低下患者，应选择补血食物，可参考上一章节所述。对便秘患者，应多吃维生素含量丰富的蔬菜、水果。对胃肠道功能较差及血小板低下患者，应避免粗纤维食物，比如玉米、芹菜、高粱等。具体可咨询临床医生的意见。

07 化疗结束回家需要去当地医院输些营养液吗?

化疗结束后如果患者食欲很差是可以回当地医院输注营养液的，可以提高患者的抵抗力，尽快恢复身体。但并不意味着输注营养液就可以不用进食，还是应该尽可能地提高食欲，尽早恢复正常进食。盲目依赖输注营养液，而忽视口服补充营养，不仅不能改善患者的胃肠道功能，反而可能加重肝肾负担而不利于康复。而对于食欲基本正常的患者来讲，可通过饮食调整而并不一定需要额外输注营养液来增加营养。具体还是应该根据患者营养缺乏的程度由医生判断是否需要进行补充。

08 化疗间歇期怎样加强营养?

对一些胃口还可以，能自己吃进去的患者来讲，应尽量选择高能量、高蛋白、高维生素饮食，如一些肉、蛋、奶类，避免糖分较高的饮料及食品，以及腌制、油炸等食品，少量多餐次进食。对一些吃的很少，和往常进食量相比远远不够的患者来讲，可选择一些含优质蛋白类的营养品进行补充。注意营养品并不能替代医院里的营养治疗，无法提供充足的能量供给机体以完成人体代谢，还是应在保证每天正常饮食的基础上根据个人实际情况来选择，并且应在医生指导下购买。而对于完全不能吃的患者来讲，只能通过医院内营养治疗手段进行肠内营养液的输注或者静脉输注营养液。

09 肿瘤合并糖尿病患者，饮食要注意什么?

对肿瘤合并糖尿病患者来讲，既要加强营养，又要饮食控制，真是“左右为难”！那么在饮食上有哪些要注意的呢？一般来讲应选择低热量但是高营养密度的食物，比如增加全谷物类、蔬菜类及大豆制品作为每日三餐的主要主食，多选择一些含膳食纤维多的杂粮，粗细搭配，比如：红豆饭、玉米饭、全麦面包、全麦馒头、燕麦粥、小米发糕、荞麦面，饭前还可以先吃一些生菜、黄瓜等可以生吃的蔬菜，减少动物性食物，限制纯糖和含糖过多的点心，少用精白米面。应食带叶、茎类蔬菜，少食根、块茎的菜；喝汤时撇去汤面上的油；食鸡肉去鸡皮和肥肉；在两餐中加水果，不宜饮瓶装果汁。

第二章
用药指导

01. 出院带药如何保存?
02. 冷藏药品带回家存放需要注意什么?
03. 服药后出现不良反应怎么办?是停药还是继续服药?
04. 口服药物种类太多，尤其是老年人，如何才能做到按时准确服用?
05. 口服药漏服或者多服了怎么办?

……

01 出院带药如何保存？

一般每个药品说明书上都会注明药物保存要求，大多数药品的保存条件需要考虑温度、湿度和光照。温度：常温 / 室温不超过 25℃；阴凉处存放，一般指温度不超过 20℃；冷藏保存指 2~8℃。湿度：一般存放药品的环境中空气湿度在 45%~75% 为宜，有些药物具有吸湿性，包装打开之后如有干燥剂或棉球直接扔掉，不然会吸附水汽，从而使得药品潮湿和变质；如果药品说明书中明确说明需要避光保存的药物，应将药品存放在棕色玻璃瓶内或药品使用后仍将药品放回能避光的药盒内。出院如需带药，在回家途中不要将药品直接放在车内被太阳直射（特别是天气热的时候）；口服液在取药及带回家过程中应避免用力摇晃；如需要冷藏的药品，应将药品放置冷藏箱内或在将药品放在保温盒里面加一些冰块，回家后立即放 2~8℃冰箱内冷藏。

02 冷藏药品带回家存放需要注意什么？

（1）冷藏药品带回家后储藏在冰箱冷藏室，冰箱内温度保持在 2~8℃，每日检查、调节冰箱温度使之保持在 2~8℃，避免温度异常影响药品性质。

（2）将食物与药品分开储藏，不可将食品与药品混合储藏。

（3）药品储藏时不可贴着冰箱壁，应与冰箱四壁留有空隙，避免药品因贴壁而引起药品结冰，影响药品性质。

（4）冷藏药品较多时，药品与药品间应留有间隙，避免影响空气流通，不同种类药品不可混合储藏，避免使用时取错，发生服药错误。

（5）胰岛素在未开封使用前需要放在2~8℃的冷藏室保存，开封使用后请勿储藏在冰箱内，可在室温下（不超过25℃）存放。

03 服药后出现不良反应怎么办？是停药还是继续服药？

如果服药后出现不良反应的话，首先可以仔细阅读药物说明书，看症状是否是药物本身的不良反应，药物固有的不良反应是客观存在的，并具有一定的自然发生率，只要用药就有可能发生，如果反应比较轻微，如：稍感恶心，未影响进食、活动，可继续服药，如果反应较大，可电话或微信等形式联系主管医生，告知医生目前情况，根据医嘱再决定是否继续服药或停药，如症状严重，应立即停药，直接至医院就诊并遵医嘱治疗，治疗后可将情况告知主管医生。

04 口服药物种类太多，尤其是老年人，如何才能做到按时准确服用？

对于口服药种类较多的老年患者，家属可利用患者的手机闹钟按时提醒患者服药，用一个小本子制作成服药记录册来指导患者准确服药，可在服药记录册第一页写上患者需要服用的几种药物名称以及服药注意事项；服药记录卡上每一页将患者每日需要服用的药物名称及用法写上，如果是一天两次的药物在药物名称后面写上：“早餐前”或“早餐后”“晚餐前”或“晚餐后”，如果是一天三次的药物在药物名称后面写上“早餐前”或“早餐后”“中餐前”或“中餐后”“晚餐前”或“晚餐后”。患者根据每次服药情况打“√”。

可以购买口服药分装盒，家属将老人一周的口服药按每顿放入盒子内，并利用患者手机设置闹钟提醒服药，也可以购买智能药盒，家属将需要口服的药物放入智能药盒内，每一个药分隔放入，智能药盒可设置吃药提醒闹钟，打开后会提醒需要口服的药物隔会有提示，并显示口服数量。

05 口服药漏服或者多服了怎么办?

大多数口服药品漏服，如果在两次服药时间间隔一半以内，可按量补服，如果已接近下一次服药时间，就不必补服，只能少服一次，接着按原来的方案服药。口服化疗药漏服后不必补服，麻醉止痛药品发现漏服后应立即补服，下次服药时间应依次顺延，如降糖药漏服后应测快速血糖，根据血糖调节是否服药。

如果口服药多服了，首先家属可以查看药物说明书，是否超过药物说明书剂量，观察患者的症状及询问是否有不适，如果患者没有不舒服，可让患者多喝水、多排尿等方式帮助药物的代谢及排除，如出现不舒服，如胸闷、皮疹、呼吸困难等需立即到就近医院就诊。如果是口服化疗药多服，及时电话联系主管医生，并告知主管医生多服数量，多服时间以及有无不良反应，并及时至医院进行抽血检查。

06 止痛药物的配药途径是什么?

住院患者：出院前主管医生根据患者疼痛及止痛药物使用情况，给患者配相应剂量的止痛药物，最长可配 15 日量。

出院患者：出院患者携带诊断证明（医生签字、门诊服务台盖章）、患者身份证及复印件、代办人身份证及复印件至医院门诊办公室办理麻醉药品专业病历，办理麻醉药品专用病历后，口服缓释剂门诊可配 15 日量，未办理麻醉药品专用病历，门诊可配 7 日量，本院办理的麻醉药品专用病历只能用于在本院门诊配麻醉药品（注：麻醉药品专用病历只能办理一家医院，不能同时办理两家或多家医院的麻醉药品专用病历）。

07 化疗期间能否同时吃中药?

化疗期间可同时服用中药，因为化疗后患者常会出现恶心呕吐、食欲减退、乏力、腹泻、便秘、口腔溃疡等；有些患者还会出现骨髓抑制如白细胞、血小板的减少，贫血等。在化疗期间同时应用一些扶正固本的中药进行调理，可拮抗化疗药引起的组织损伤，减轻化疗药物的不良反应，还可以促进骨髓的造血，调节机体的气血平衡，提高机体的免疫力。有些中药与化疗药联合应用时还有增效解毒的作用，但需要注意的是，有些中药也可能引起肝功能、肾功能的损害及消化道的不良反应，化疗期间使用中药应至正规医院中医科就诊后根据医生医嘱使用。

08 化疗后出现手足综合征，居家进行中药浸泡治疗该如何操作?

手足综合征（HFS）是恶性肿瘤患者在接受化疗药物治疗过程中出现的一种以手掌部、足部皮肤感觉异常或皮损的综合征，是化疗常见的不良反应之一。临床有部分化疗药物或靶向药物（如卡培他滨、索拉非尼、瑞戈非尼、阿帕替尼等）可引起手足综合征，如出现水疱或疼痛明显后应立即停药，并联系主管医生。研究显示，采用中药浸泡可降低化疗后

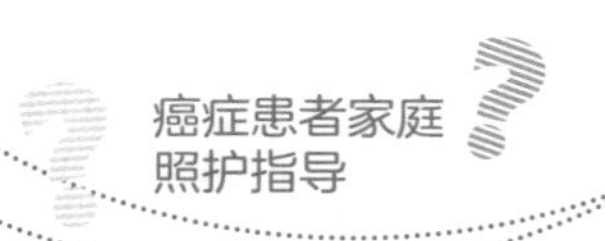

手足综合征的发生率，浸泡中药一般采用水煎，每次浸泡时取煎好中药汤剂200ml，加入1000ml温水中，水温控制在40~45℃，每次30分钟，每天分早晚两次浸泡，症状严重者，每次缩短浸泡时间，一般建议浸泡20分钟。若局部出现水疱后，要防止水疱破裂并预防感染，如出现水疱破裂，应停止中药浸泡。

09 口服靶向治疗药物需要一直服用吗？什么时候可以停药？

靶向药一般用于晚期的患者，所以没有规定只能用多久就一定要停药，只要临床上使用的过程没有严重的不良反应以及判断临床有效，靶向药并没有一个规定的口服年限。总之，是否要停服靶向药，关键在于判断靶向药是否已经耐药或者产生了严重的不良反应，危害到患者的生活质量，才需要停药，具体什么时候需要停药需遵主管医生医嘱。

10 口服免疫药物和靶向药物没有出现不良反应是不是说明效果不好？

口服免疫药物和靶向药物不良反应大小与患者体质、耐受能力以及所用药物特点、剂量等相关，疗效之间其实总体没有直接的相关性。通过不良反应，判断治疗是否起效并不科学，无法以此来作为判断药物是否起效的确凿依据。但确实有一些不良反应，可能跟疗效有一定的相关性，比如靶向药西妥昔单抗可导致皮疹，在肠癌治疗中皮疹越多疗效越好。免疫药物卡瑞利珠单抗可导致血管瘤，在肺癌的研究中认为出现这些不良反应，提示可能跟疗效相关。但是通常需要具体情况具体分析，肿瘤治疗是否起效，可通过肿瘤指标监测或影像检查，如CT、磁共振、PET/CT等影像学检查来判断。

11 抗病毒药需要一直服用吗？可不可以中途更换药物品种？

一般抗病毒药物建议长期使用，但若在使用抗病毒治疗1年内达到乙型肝炎病毒DNA转阴、谷丙转氨酶正常及e抗原血清学转换，再继续治疗至少3年仍保持不变者，可考虑停药，但继续延长疗程可减少复发。乙肝核心抗原阴性的慢性乙型病毒性肝炎患者停药时机把握更加的严格，新版指南指出需出现乙肝表面抗原消失同时乙型肝炎病毒DNA转阴才考虑停药。具体什么时候停药仍需询问临床医生的意见，停药期间也需遵医嘱定期复查。如抗肿瘤治疗患者患有乙肝病史，在治疗前一周应开始抗病毒治疗，直至治疗结束后半年，期间注意监测乙肝病毒载量。

抗病毒药治疗过程中如治疗有效，一般不建议轻易更换。如在使用过程中，你使用的药物医院缺货，可以换成同类型的药物，在治疗途中如治疗效果不佳，如乙型肝炎病毒DNA持续上升或乙肝表面抗原HBs-Ag定量无变化，也可考虑换药，具体换药时间及换成何种药物还需要按临床医生医嘱使用。

12 介入治疗出院后护肝药需要持续服用多久？

介入治疗患者出院后是否使用护肝药物以及护肝药物使用时长需要根据患者介入治疗后肝功能情况决定，如果患者肝功能转氨酶（谷丙转氨酶、谷草转氨酶）、胆红素（总胆红素、直接胆红素、间接胆红素）接

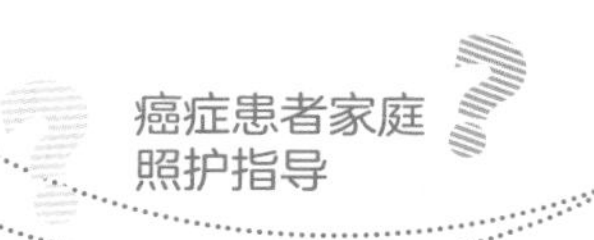

近正常可考虑停药，具体停药时间需按临床医生医嘱执行。

13 精神科医生开的药吃了会上瘾吗?

精神科应用的药物可分为四大类：抗精神病药，抗抑郁症药，抗躁狂药和抗焦虑药，这些药物被称作“精神药物”。抗精神病药常用于治疗精神分裂症患者，抗抑郁药或抗躁狂药常用于治疗情感性精神障碍需稳定情绪的患者，抗焦虑药常用于治疗焦虑，睡眠障碍患者。但在临床使用过程中这四类药物都不是固定用于某一种疾病，而是用于临床症状。比如，精神分裂症患者出现抑郁情绪，可用抗抑郁药，躁狂患者高度兴奋时，可用抗精神病药，而任何一种精神病都可以出现睡眠障碍，所以都可以用抗焦虑药。药物成瘾又称药物依赖性，是指某些药品或化学物质使用后可使人处在一种特殊的精神状态，出现“欣快感”“满足感”“止痛”等作用，对该药品或物质产生强烈“渴求”，当停用后患者表现出一种强迫性地要连续或定期使用该药的行为和其他反应，难以自我控制。在精神药物中，确实有一部分药物是有一定的成瘾性的，如治疗失眠、镇定的苯二氮䓬类药物，也就是俗称的安定类药物，在使用此类药物时一定要按医生医嘱使用。其他精神类药物不存在成瘾一说。

14 肿瘤患者可以接种新冠疫苗吗?

目前新冠病毒疫苗没有专门针对肿瘤患者进行临床试验，缺乏临床数据，新冠病毒疫苗对肿瘤患者的安全性和有效性尚不明确，在《新冠病毒疫苗接种禁忌和注意事项指引》中指出：恶性肿瘤患者手术前后，正在进行化疗、放疗期间，暂缓接种，因此肿瘤患者治疗期间不能接种新冠病毒疫苗，但若是肿瘤患者术后超过 3 年，不再进行放化疗的患者可以接种新冠病毒疫苗。

15 回家煎中药要注意些什么?

（1）煎药器皿：最好选择有盖的陶瓷或砂罐，因为这两种器皿导热均匀、性质稳定，煎药时与药物不会发生化学反应，避免使用金属器皿（如：铁、铜、锡、铝等），因为金属器皿煎药时容易与以药物内成分发生化学反应，影响药物效果。

（2）中药浸泡时间：一般中药都经过脱水风干处理，因此在煎药前常用 40~50℃的温水将中药浸泡 20~30 分钟，夏季气温高，药物浸泡时间过长容易变质，浸泡时间可适当缩短；冬季气温低，有效物质溶出减慢，浸泡时间可延长，浸泡水量一般以淹没药物为宜。

（3）煎药水量：每副药一般分 2 次煎，滋补药可煎 3 次。煎第 1 次时水量以淹没药物 3cm 为宜。煎第 2、3 次时可以少加一些水，水量刚没过药物即可，因第一次煎药时药物已吸收了足够的水分。

（4）煎药火候：一般煎中药时先用大火将中药快速煮沸，再选择小火慢煎。第 1 次煎中药，煮沸后改用小火煎 15~20 分钟，第 2、3 次煎时煮沸后改用小火煎 10~15 分钟。如果是质轻、气味芳香的药，应选择大火快煎；质重或滋腻补益药，应选择小火慢煎。

（5）煎熬顺序：一般质地坚硬、不容易溶解的贝类、矿物类及难溶于水的药物先煎，大多先煎 20 分钟左右，若剂量更大，如附子超过 15g 则要维持在半小时左右；后下的药物包括砂仁、豆蔻、薄荷、大黄，在起锅前 5~6 分钟放入，钩藤一般在起锅前 15 分钟左右放入。

16 服用中药有哪些注意事项？

服用中药应根据患者的病情、医生医嘱及药物性质而定，一般益补的药多在饭前服，对胃肠刺激性较大或健胃的药可在饭后服，安神催眠药应在睡前服。服用中药后，不宜立即食用水果或糖果；忌油炸、生冷等不易消化的食物。在服药期间不宜吃与药性相反或影响治疗的食物，因为各种食物与药物一样，都具有不同的性能，根据疾病和药物的性能特点来考虑，需要适当忌口。如常山忌葱；地黄、首乌忌葱、蒜、白萝卜；薄荷忌鳖肉；茯苓忌醋；鳖甲忌苋菜；蜜忌生葱；人参忌白萝卜等。

第三章
居家中医调养指导

01. 中医提到的发物有哪些？化疗后能吃发物吗？
02. 化疗后有哪些升血的养生食谱可以吃？
03. “补血五红汤”是什么？
04. 四季起居要注意些什么？
05. 三伏贴适合肿瘤患者吗？
……

01 中医提到的发物有哪些？化疗后能吃发物吗？

“发物”一词源于中医，是指吃了以后会引起疾病的发展或变化的食物。一般是指水产品中的带鱼、鲤鱼、蛤蜊、螃蟹、虾；畜禽肉类的羊肉、驴肉、马肉和老母鸡肉等；以及蔬菜中的韭菜、芹菜、香菜和茴香等；有时还将荤腥膻臊之类食品一概视为发物。对化疗后的患者来讲，这类“发物”可能会引起既往皮肤过敏者所患荨麻疹、湿疹、神经性皮炎、脓疱疮等顽固性皮肤病的发作以及哮喘病复发等。所以说假如患者在患病前吃了该类食物之后身体没有不舒服，它对你而言就不是发物，而且鱼虾是高蛋白高营养的食物，适量食用不仅不会引发疾患，反而对健康有好处。总之，病从口入，生活中确实需要适当的忌口，但是也不需要盲目的忌口发物，一般情况下食物都能吃，只需注意适量。

02 化疗后有哪些升血的养生食谱可以吃？

生活中，有很多养生食谱都适合化疗患者食用。红枣枸杞党参汤：将红枣、枸杞、党参加适量水，共煮熬汤，在熬好的汤里加入煮熟后去壳的鸡蛋再炖煮 5 分钟即可。杞果牛骨汤：也是不错的选择，将生牛骨、枸杞、黑豆、大枣加适量水，共煮熟烂即可。当归大枣粥：当归 15g，煎取浓汁成 100ml，去渣。加入粳米 50g、红枣 10 枚、白糖 20g，加水煮成粥食用，每日早晚各 1 次，适用于贫血气血不足者。红枣百合莲肉羹：红枣、百合、莲肉、白糖各 250g，生粉适量。红枣、莲肉煮至熟烂，加入新鲜百合、白糖煮烂，再用生粉勾薄芡即成。

03 “补血五红汤”是什么？

补血五红汤是由中药红豆、枸杞、红枣、红皮花生米、红糖5种红色食材熬制而成，其中红豆具有养心补血的作用。花生具有促生长、抗衰老、止血造血的作用，尤其是花生衣，无论是泡茶还是炖煮，都有很好的升血小板作用。红枣具有补中益气，养血安神的功效。枸杞可滋补肝肾。红糖含有维生素和微量元素。因5种食材都是红色，所以叫五红汤。五红汤能起到补血养血的作用，非常适合于贫血及血气不足的患者食用。

04 四季起居要注意些什么？

《黄帝内经》提出春季要“夜卧早起，广步于庭”。意思就是天黑了睡觉，天亮了起床。春天是一个生发的季节，中医说五脏里面，肝在季为春，可调节气机，“肝喜调达，而恶抑郁”，春天就是要高高兴兴的。夏季要“晚卧早起，无厌于日”。要忌怒，尽量少发脾气；晚睡早起（最晚11点前睡觉，最早5、6点钟起床），简单地说是跟着太阳走，有助于人的阳气向外生发。秋季万物凋零了，很容易产生悲秋的情绪，忌悲，中医讲过悲伤肺。要“早卧早起，与鸡俱兴”，这是储藏气血的一种状态。冬季是万物和气血避藏的时候，忌恐，别害怕，中医讲恐伤肾。要“早卧晚起，必待日光”。冬天锻炼，一定要等着阳光。

05 三伏贴适合肿瘤患者吗？

冬病夏治是我国传统中医特色疗法，通过在夏季自然界阳气最旺盛的时节（三伏时令）对人体进行药物或非药物治疗，可益气温阳、散寒通络，从而达到防治冬季易发疾病的目的。肿瘤治疗是一个长期的过程，患者的机体耐受力会随着治疗的进行而下降。三伏贴敷能帮助肿瘤患者更好地祛除寒邪、提高机体免疫力，并针对患者的某些慢性疾病起到预防和治疗作用。同时，长期持续的贴敷治疗才能有效提高机体耐受力，增强治疗效果。

06 可以经常泡脚养生吗？

足浴，也叫泡脚，中医称之为“足疗”，通常作为一种外部疗法。脚离心脏位置远，负担重，容易血液循环差，泡脚可以改善局部血液循环，起到防寒保暖的作用。《中华医经》记载：“人之有脚，犹似树之有根，树枯根先竭，人老脚先衰。”说明古代人对于脚十分重视。可见，癌症患者可以泡脚。泡脚能够缓解肿瘤患者的心情和压力，增强幸福感。若是条件允许，肿瘤患者可以在白天适当运动，晚上泡脚，有助于入睡，增强身体免疫力。浸泡温度不宜过高，37~40℃为宜，对于耐受性不好的人，浸泡时间不宜过长，一般为15~20分钟。

07 有没有最适合肿瘤患者的养生操？

癌症患者练习医疗保健操能改善机体的新陈代谢，提高整个机体的抵抗能力，减少癌细胞的病变，又可以促进食欲，改善消化功能，增进心理健康。①五禽戏：五禽戏是我国汉代名医华佗模仿自然界五种禽兽的动作的一套医疗保健体操。练习时要体现出虎的勇猛扑动，鹿的伸展头颈，熊的沉稳走爬，猿的机敏纵跳，鸟的展翅飞翔等特点。②八段锦：八段锦在我国流传已800多年，共有8个动作，分立、屈、马步三式，主要是上肢、头颈、躯干的运动，简单易学，每节动作练8~16次。

08 练习中医的气功、八段锦等是不是有助于提高免疫力？

中国传统养生方法健身气功、八段锦，有助于提高身体素质，增强免疫力，对抗病毒侵蚀，是中医“治未病”的有效方案之一。“上医治未病”最早源自于《黄帝内经》，核心思想为：未病先防、既病防变和防止复发。“正气存内，邪不可干”，是中医防病治病的基本原则，意思是说：当人体脏腑功能正常，正气旺盛，气血充盈流畅，卫外固密，外邪难以入侵，内邪难以产生，就不会发生疾病。起到未病先防、既病防变的“治未病”作用。中国传统养生健身气功大部分简便易学，不受场地限制，见效快，作用持久，达到舒活筋骨、气血流畅、提升人体阳气以及代谢功能的目的。

09 如何选择中医五行乐曲呢?

“五行乐曲”是由五行木、火、土、金、水、所生出的，和五季（春、夏、长夏、秋、冬）和五脏（肝、心、脾、肺、肾）相对应的一种古老的音乐曲调。五行音分别为角、徵、宫、商、羽。角调能够有效地防止气的内郁，并且还可以帮助气机展放，代表曲目《江南丝竹乐》《江南好》。徵调能够帮助气机的上升，在一定的程度上具有养心的功能，可以预防心力不足造成的病症的产生，代表曲目《狂欢》《卡门序曲》。宫调音乐由土而生，它有着平稳气机的作用，能够有效调整脾胃的升降，还可以帮助降低脾胃不和导致的病症的形成，代表曲目《春江花月夜》《月光奏鸣曲》。商调一般情况下用于防治气的耗散，能够帮助人体气机的收敛，代表曲目《阳春白雪》《嘎达梅林》。羽调养肾，在帮助人体气机下降的过程当中，能够起到预防肾功能异常造成的疾病发生的作用，代表曲目《汉宫秋月》《喜洋洋》。

10 身上那么多神奇的穴位，哪些穴位可以让人心情舒畅?

现在生活中很多人处在亚健康的状态，压力大了之后会影响到自己的情绪，有一些穴位可以使人心情舒畅。膻中穴（任脉）：在两乳之间，胸骨中线上，平第四肋间隙。用中指和食指并拢按揉 50~100 次，可使气机顺畅、烦恼减轻。天池穴（手厥阴心包经）：乳头外 1 寸，第四肋间处，用中指指肚和食指指肚为着力点，右手按揉左侧天池穴，3~5 分钟，同样，用左手按揉右侧的天池穴 3~5 分钟，天池穴主治心烦胸满、胁肋疼痛等。极泉穴（手少阴心经）：腋窝正中，顶点，腋动脉搏动处即是。中指和食指并拢按揉50~100次，可宽胸力气、通经活络。昆仑穴（足太阳膀胱经）：脚踝尖与跟腱联线的中点，用大拇指指肚按压昆仑穴6秒，一放一松，重复10次。主治：头痛、坐骨神经通、背腰痛、脚跟痛、高血压、眼疾等。

11 按摩攒竹穴为什么可以治疗呃逆？

呃逆是指胃气上逆后在咽喉的部位出现短而急促的声音，俗称打嗝。打嗝时，膈肌不由自主地收缩，空气被迅速吸入肺部，两条声带之间的间隙突然变窄，引起奇怪的声响。攒竹穴位于眉头凹陷中，眶上切迹处。因为眉毛像一簇簇竹子，所以它被命名为攒竹。类属足太阳膀胱经。攒竹穴具有清热明目、疏风通络的功效。刺激攒竹穴可以起到扩大膈肌、降低背部和停止呃逆的作用。因此，按摩攒竹穴可以很好地治疗呃逆。

12 化疗后总是便秘，腹部推拿是如何操作的？

便秘是指排便周期延长或者周期不长，但便质干结，排便困难，或便质不硬，虽有便意，但便而不畅的病症。腹部便秘推拿可以很好地缓解化疗后便秘。首先将手心搓热后，左手按在腹部，手心朝向肚脐，右手放在左手上顺时针揉肚子，顺着肠道蠕动的方向由脐部揉向右下腹。逐渐沿着右侧腹部向上到达右侧肋下缘后，再沿着上腹部向左到达左侧肋下缘后，再沿着左侧腹部向下至左下腹，然后再沿着下腹部向中间走行。需要注意揉肚子的力度开始时要轻，然后要逐渐增加力度，这样可以促进腹部的血液循环以及刺激到肠道，增加肠道的蠕动以缓解便秘。

揉肚子的时间要保证在 5~10 分钟之间，时间过短则效果不佳，时间过长会导致肠道的不适症状。

13 常常按摩涌泉穴真的可以安神吗?

涌泉穴是足少阴肾经的穴位，它位于足底、足心部。一般来说把脚趾头蜷起来，在足心部可以看到一个凹陷，涌泉穴就在这个凹陷当中。具体定位是脚掌前 1/3 凹陷处的位置，即涌泉穴。涌泉穴作为肾经穴，对于泌尿系统有很好的治疗作用。小便不利，尿频尿急，前列腺增生导致的夜尿多，夜尿频等情况可以按摩涌泉穴。同时，涌泉穴对于降血压也有很好的作用。如果在睡前按摩涌泉穴或者摩擦涌泉穴，既可以镇静安神，让睡眠质量提高，同时还可以缓解高血压带来的各种不适。

14 哪些穴位可以减轻腹胀?

人体周身约有 52 个单穴，300 个双穴，50 个经外奇穴，共 720 个穴位。天枢穴：属于足阳明胃经，对人体有疏调肠腑、理气行滞的作用，同时配合针刺或艾灸，能有效改善肠腑功能，消除或减轻肠道功能失常。气海穴：此穴位于下腹部，是气的汇聚之处，按摩这个穴位，可以理气消滞、缓解肚胀。上脘穴：此穴位于上腹部，前正中线上，肚脐上 5 寸，具有和胃健脾、降逆利水的功效。

15 经常头痛，想缓解一下压力，如何给头部按摩？

这里给大家介绍简便易行的头部按摩法。头部按摩时应保持心情平和，取自己舒适的姿势，可自己完成或他人协助完成。有条件的可先在掌心滴两滴有舒缓作用的精油，双掌对搓加热。首先，手指合拢，中指按在太阳穴上，顺时针方向按揉太阳穴 20 次，再逆时针方向按摩 20 次。接着，四指并拢，用指肚整齐排列在额头前面，从眉心中线开始轻轻地向两侧方向按压，一直到达太阳穴，重复这个动作 20 次左右。最后，双手手指张开，顺着头皮插入头发当中，适当用力抓起头皮重复 20 次。这样简单易行的 3 个动作可以起到放松头皮的作用，能够迅速缓解疲劳。

16 化疗后感觉经常耳鸣，如何给耳朵做保健按摩？

部分化疗药物会引起周围神经毒性，导致周围神经受损而出现耳鸣，可以通过按摩的方式来缓解。耳部按摩时应保持心情平和，取自己舒适的姿势，可自己完成或他人协助完成。有条件的可先在掌心滴两滴有舒缓作用的精油，双掌对搓加热。常选的按摩穴位为翳风穴和听宫穴。翳风穴为双耳垂的位置，听宫穴为双耳耳屏前方。用双手的食指按摩相应的位置，按摩的力量适中，避免用力，以能感觉到轻度的疼痛为宜。按摩 20 次为 1 组，每次做 3 组，早晚各做 1 次。

17 听说手指麻木可以做操缓解，如何做呢?

今天给大家介绍一种可以促进双手血液循环，让我们有灵活双手的手指操。每一个步骤都要每个手指依次完成，时间约 5 分钟。步骤如下。

（1）洗干净双手，均匀涂抹具有润肤效果的按摩霜。把按摩霜点在关节部位，然后用另一只手的大拇指和食指从小拇指开始一节一节地打圈按摩，直到按摩完整个手指。

（2）用一侧拇指与食指捏住对侧手指做手指屈伸动作，每个手指做 20 下。

（3）用大拇指与食指按次序捏住对侧一根手指的两侧，向指尖方向推压按摩。

（4）一侧手握住对侧手指的 1/3 处，适当用力向外拉，拉到自己能耐受的程度停留 5 秒。

第四章
活动康复指导

01. 肿瘤患者作息时间有什么指导?
02. 肿瘤患者锻炼需要注意哪些?
03. 睡眠不好如何来调整?
04. 化疗后如何缓解疲劳?
05. 化疗后能不能干农活、家务?
……

01 肿瘤患者作息时间有什么指导?

肿瘤是生活方式类疾病，患者想要尽快康复，不仅仅依靠放化疗、手术、免疫治疗等医学手段，还要配合规律的作息、良好的生活习惯，才能达到事半功倍的效果。患者需约束和规范自己的起居、饮食、运动等，建立能适合于疾病治疗及康复的生活规律。早晨按时起床，坚持午睡，每天午睡 30 分钟，白天不宜卧床过久，避免似睡非睡的昏蒙状态。尽量避免熬夜，每日做到 11 点前入睡。适当进行户外活动，根据体能情况决定时间和强度。饮食原则：每日三餐定时，每餐均应包括一定量的淀粉类、蔬菜类和蛋白质类食物，坚持七分饱的原则。

02 肿瘤患者锻炼需要注意哪些?

锻炼能使机体吸入大量的氧气，还能增加肠胃的蠕动，可以将有害物质通过肠道排出体外。锻炼也需要遵循一定的原则，防止过度，影响肿瘤患者的身体。在选择运动项目时，要根据自身条件选择合适的运动，避免参加剧烈活动，原则上需要选择低强度、持续时间较长、运动后稍微出汗的运动，一天中最佳的运动时间在早晨或傍晚，不宜在餐后或饥饿时进行运动，以免出现身体不适。最值得推荐的就是散步，对于所有正常行走的肿瘤患者都可以选择。肿瘤患者体温升高，当某些部位出现出血倾向时，应该停止锻炼，防止意外发生。选择合适的运动环境和运动天气对于肿瘤患者来说至关重要，可以选择空气清新、环境清静的地方进行运动，要注意季节变化，过冷或过热季节、刮风下雨突变等天气变化情况下，应适当减少运动量。

03 睡眠不好如何来调整?

睡眠质量也是影响肿瘤患者机体免疫力的主要原因之一，与肿瘤复发、患者生存时间存在关系。抗肿瘤治疗带来身体的不适，肿瘤本身产生的疼痛、压迫症状等，还有生活上的压力、经济上的担忧，都会影响到患者的睡眠质量。

首先，我们需要缓解一些可缓解的症状。疼痛是肿瘤患者最常见的问题，疼痛不要忍，药物止痛为基础，遵循止痛药物三阶梯五原则治疗癌痛，85% 多的患者疼痛可缓解。治疗所产生的不良反应要及时处理，如恶心、呕吐等。克服恐惧心理，听听音乐，达到松弛目的，认识同类治愈病友，分享成功经验，适当的阅读有关的书刊，树立战胜疾病的信心。

其次，注意生活细节，养成良好的睡眠习惯，大睡在夜晚，白天少睡一些，白天睡眠控制在 30 分钟。睡前不要喝咖啡、茶、奶茶等容易兴奋的饮料，按时上床睡觉，卧室环境尽可能安静一些，不要看短视频，选择一个舒服的姿势不动，自然而然入睡。

最后，考虑药物改善睡眠质量，最常用的就是镇静剂，需要去医院就诊开药。

04 化疗后如何缓解疲劳?

疲劳是化疗中最常见的不良反应，肿瘤本身和抗肿瘤药物都容易让人感到疲劳。简单的饮食和生活方式的改变可以帮助患者更好地缓解疲劳。化疗过后需要静卧休息，白天卧床时间不宜超过 3 小时，可以进行适当的运动，增加机体对氧气的吸入来缓解疲劳，短暂的散步也能提高能量。在化疗阶段，身体需要充足的食物来维持体力。选择适合口味的餐食，可考虑少食多餐，变换口味，有些患者在化疗期间可能只愿意吃某一样食物，哪怕只进食单一食物，也要保证摄取足够的热量。可以等到化疗结束后再调整到更合理的饮食。

化疗药物可通过影响骨髓功能导致患者贫血。贫血时血液中运输氧气的红细胞数不足，常导致疲劳。此外疼痛、恶心等肿瘤相关并发症以及焦虑、睡眠障碍同样会引起疲乏感，可以药物干预，积极对症治疗。

05 化疗后能不能干农活、家务？

化疗患者在身体条件允许的前提下，没有明显的不良反应，可以适度做家务劳动，一般化疗后患者身体比较虚弱，所以要根据自己的身体状况量力而行，以不感到疲劳为宜。适当的家务劳动有助于患者调整心态、转移注意力、放松心情、充实生活、在家务劳动中锻炼，可增进食欲，有效对抗失眠、厌食等症状。但化疗患者不建议干农活，因为化疗后患者白细胞会有不同程度降低，加上本身抵抗力下降，农田里可能会有病原菌，容易给患者造成呼吸道感染。

06 化疗期间能做些什么运动？

化疗期间虽然不能过度劳累，但是也要适当的运动，注重劳逸结合，适当的运动可以调节患者的情绪，同时能够促进胃肠道的消化吸收功能，改善心脏与血液循环功能。患者在化疗期间可选择的运动有：散步、太极拳、八段锦、瑜伽等。不宜参加剧烈的运动，原则上应该选择低强度、持续时间较长的活动，运动后全身稍微出汗，以不疲劳为宜。特别提醒有骨转移的患者，运动时要注意骨折风险，建议日常活动、运动应在主治医生指导下进行。

07 化疗后自我感觉良好，可以长跑、跳广场舞吗?

化疗后患者原则上可以选择低强度、持续时间较长的运动，长跑属于有氧代谢运动，参与人体各大器官的循环，要循序渐进，持之以恒，不宜过于激烈，以免过度疲劳而降低自身免疫功能。建议化疗后的患者选择平地慢跑，简单且易坚持。广场舞的动作是由各种走、跑、跳组合而成，并通过头、颈、肩、上肢、躯干等关节的运动组合而成，各个动作都有其特定的效果。如果患者体能可以，血象正常，广场舞属于轻度运动，可以选择，但要注意避免在人群密集的场所跳广场舞。跑长跑、跳广场舞时要注意安全，锻炼时要有家人陪伴。

08 化疗间歇期打麻将的时间比较长，有没有问题?

化疗间歇期不建议较长时间打麻将。虽然说休闲、娱乐对肿瘤患者来说很重要，可以缓解抑郁、焦虑等不良情绪。但在化疗间歇期建议不选择打麻将，因为麻将场馆通常是密闭空间，空气流通差；打麻将时人员近距离的接触，一起打麻将的人中可能有抽烟、合并感冒的，会增加呼吸道感染的风险；长时间久坐可能引发心血管疾病或是静脉血栓等问题。因此在化疗间歇期可以选择其他休闲娱乐活动，如书法、画画、弹琴、听音乐等。尽可能找到兴趣相投的组织或朋友，可以互相鼓励，有利于坚持，也能加强社交。休闲娱乐时切忌久坐，记得每半小时站起来活动。

09 喜欢养花、种菜，化疗期间可以做吗？

养花、种菜，虽然能起到观赏作用，又能让人身心愉悦，但对于化疗患者来说不建议做。化疗药物会使白细胞降低，加上肿瘤患者本身抵抗力下降，容易感染，养花、种菜可能对患者的健康产生危害。由于泥土中常有真菌孢子，当它们扩散到空气中后，容易侵入人的皮肤、呼吸道、外耳道等部位，引起肺部感染。真菌在自然界的分布极广，主要存在于土壤和腐败的有机物中，孢子可借风广泛传播，室内高温和阴暗潮湿的环境有利于真菌生长，室内花盆中土壤常成为真菌良好的生长场所。

10 化疗休息期可以出去旅游吗？

旅游是很多人心驰神往的事情。化疗患者在身体允许和不耽误治疗的前提下，不太累的短途旅游可以酌情考虑，最好避开旅游高峰和特别热门的景区，但总的来说不建议患者化疗休息期外出旅游。因为旅游毕竟是耗体力的事情，本身生病就会体质略差，化疗后整体身体状况会明显不如未生病时，过度消耗体力，有可能加重病情，并出现以前不曾出现的化疗反应；旅游的地方通常游客较多，化疗后的患者不太适合在人群聚集的公共场合中，化疗后 7~14 天通常是骨髓影响最明显的时候，这时候如果白细胞下降，容易发生交叉感染。而且旅游时，外面的饮用水、食物卫生状况不如家里，有可能因为吃的不好而出现腹泻；化疗休息期外出不利于定期复查，一般来说所有的化疗患者应每周在门诊复查血常规和肝肾功能 1~2 次，按时检查的目的是便于观察化疗后血细胞有没有降低，肝肾功能有没有受到损害，一旦有问题可以及时处理。所以这时候外出旅游不是明智之举，化疗休息期最重要的是养精蓄锐，为下一次化疗做充足的准备。化疗休息期最好在家里静养，多休息，可以适当散步。

11 外出旅游选择什么样的交通工具比较合适?

正确的出行方式是舒适旅行的前提。在交通工具的选择上，我们通常会选择飞机、动车及汽车，三者各有优劣，肿瘤患者应该根据自身身体状况及旅游目的地距离长短选择合适的交通工具。需要强调的是，肿瘤患者容易合并血液高凝状态，长时间乘坐交通工具会增加血栓的风险。

飞机适合长途旅行，但是部分肿瘤患者不适合乘坐飞机，在飞行的过程中可能会出现氧气浓度和大气压力的变化。比如：脑肿瘤患者会因此诱发或加重脑肿胀，而增加脑部压力出现头疼、恶心呕吐、视物不清，或其他颅内高压的表现，严重时发生脑疝危及生命；大气压力的变化，同样会引起淋巴水肿，尤其进行过淋巴清扫的患者，会出现相应区域的肿胀，例如上肢、下肢或某一区域的淋巴水肿；比如某些肺癌患者，在平时有呼吸不适甚至呼吸困难的症状，就不适合长途飞行。患者在选择乘坐飞机前可咨询一下自己的主治医生，这类患者如果乘坐飞机，可以提前将病情告知航空公司，航空公司会提前准备简易供氧设备，以供不时之需。

动车的乘坐时间相较于飞机较长，但不乏是一种经济且舒适的出行方式。当然，如果旅游目的较远，乘坐动车需要频繁转车，则不建议肿瘤患者选择。乘坐汽车或自驾，则适合短途旅行，自驾虽然便捷自由，但是比较颠簸，容易遇到交通堵塞问题，且路途开销较高。

12 出门旅游，应该注意哪些？

出门旅游要量力而行，保持良好的身体状态，除了旅游前要对身体有一个总体的评估，旅行过程中也要留意自己身体的状态。肿瘤患者在旅游过程中要做到劳逸结合，如果感到身体劳累，不要强撑，累了就及时停下来休息；旅游时尽量与家人、朋友结伴而行，当遇到突发事件时，彼此之间能够有一个照应。

旅游过程中的饮食要健康卫生，避免食用辛辣、油腻的食物，不吃生食和来路不明的食物。各地都有自己的独特美食，肿瘤患者应浅尝辄止，即便味美也不要贪吃，可能会诱发呕吐、腹泻等胃肠道反应。

部分患者可能不适应当地的气候、环境、饮食，从而导致水土不服，身体很容易虚弱，进而抵抗力下降引起感冒。因此，要多留意旅途中的天气变化，适时增减衣物，谨防感冒。

13 旅行前需要做哪些准备工作？

选择合适的旅游路线，熟悉旅游信息，出发前，肿瘤患者应该提前了解目的地的饮食、住宿、交通等情况，从而让整个行程更加游刃有余。在旅游规划上，路线不宜过长，时间不宜过久，日程不宜过满。

携带重要医疗信息卡片，与此同时，还要准备感冒药、晕车贴、创可贴、防蚊水等户外常备药物。肿瘤患者要保存好主治医生的联系方式，如在旅途中病情发生变化可及时与医生联系。除此之外，紧急医疗信息卡要随身携带，清楚地写明姓名、病情、诊断治疗计划、用药情况、现住址、紧急联系人电话等信息。切记：在整个旅行过程中，这张“医疗信息卡”要随身携带，当发生意外情况时，可供医生或者旁人参考。

衣物的选择以宽松舒适为主。在旅游前，肿瘤患者要充分了解目的地的气候、气温。如果目的地与出发地温差不大，带上平常的衣物即可；如果目的地与出发地温差大，则需要带上适合目的地气温的衣物。

防晒用品，如果旅行大量的时间需要在户外，肿瘤患者可以携带帽子、墨镜、防晒霜等防晒用品，尽量避免太阳长时间照射。特别是接受过放化疗的患者，皮肤本身因为治疗造成了相应的损伤，如果再受到长时间太阳直射，可能会引发急性皮炎，导致皮肤溃烂。

14 旅游期间抗肿瘤药物携带不方便，可以停药一段时间吗？

旅游中切忌擅自停药。旅游过程中，肿瘤患者不能擅自停服用于维持治疗的药物。停药时间过长，会导致肿瘤发生变化，复发转移，甚至原本对药物敏感的细胞也会变得不敏感，从而发生耐药，即使吃回原来的药物，也未必有原来的治疗效果。肿瘤患者要携带充足的治疗药物，最好是双倍的药物量。一方面，治疗肿瘤的药物在旅途中未必能够买到，另一方面，如果因为一些因素在旅游地耽搁了几天，也不会影响用药。

15 旅游期间居住环境有什么讲究吗？

肿瘤患者免疫力相对低下，容易引起感染，要选择干净、安静、舒适的住宿。出发前，肿瘤患者可以提前预订住宿，从而避免到达旅游目的地发生没有住宿的情况。其次，舒适的环境能够让人心情愉悦，同时有利于保障充足的睡眠，这也正是旅行的意义所在。住宿地最好远离闹市，居住环境的各种噪音、空气中负氧离子的严重缺少对肿瘤患者的身体有一定影响。

16 旅游结束后需要返回医院再检查一下吗?

旅行归来后，应及时去医院检查身体，切不可凭自身感觉忽略这一步骤，谨防咳嗽、发热、腹泻、疼痛等一些自以为的“小毛病”酿成大祸！旅游归来，将异常情况及时、详细地进行记录，向自己的主治医生说明情况，进一步决定复查内容。

第五章
专项护理指导

01. 回家后造口好不好，怎么知道?
02. 造口患者回家以后怎么吃?
03. 造口护理用品怎么选择?
04. 造口自我护理方法——造口袋更换流程你做对了吗?
05. 造口患者需要一直佩戴造口袋吗?
……

第一节 造口护理

01 回家后造口好不好，怎么知道?

造口是指通过手术将病变的肠段切除，将一段肠管拉出，翻转缝于腹壁，用于排泄粪便或尿液。造口手术只是改变了排便的通路，人工造口的存在只是一个排泄习惯（位置）的改变，它的生理功能没有发生任何改变，和肛门一样，仍会排气和排便。造口的存在我们要关心它，但也不必过度焦虑，能够自我观察状态即可，让我们来全面认识下它吧！自我观察要点如下。

造口的状态	正常状态
颜色及质地	颜色如同口腔黏膜的鲜红色，质地如嘴唇一样柔软、光滑，有光泽且湿润。
形状	一般为圆形、椭圆形或不规则形。
高度	一般高于皮肤 1~2cm
大小	一般直径约 2~4cm（用量尺测量造口和皮肤缝合处（造口基底）的宽度）
造口周围皮肤	皮肤颜色正常、完整。
黏膜皮肤缝合处	用手指指腹轻按造口周围一圈皮肤，黏膜和皮肤有无分离的地方；有无出血；有无新长出来的组织。
袢式造口支撑棒	一般术后 2~4 周拆除，若没拆除时还需自我观察棒子是否有松脱、移位、压迫黏膜和皮肤（局部出现发红，甚至疼痛感）。
排泄物	观察排泄物的颜色、性质、气味和形状等。一般术后 48~72 小时排泄，回肠造口最初为黏稠、黄绿色的黏液或水样便，量在 1500ml 左右，逐渐过渡到褐色、糊样便等；结肠造口排泄物为褐色、糊状或软便。

 造口患者回家以后怎么吃？

（1）饮食原则：全面、卫生、易消化、营养、均衡。

（2）饮食方式：充分咀嚼，细嚼慢咽，避免进食太快、闭上口咀嚼食物、避免进食时说话，避免一次进食太多食物，定时进餐、多饮水。

（3）饮食调节原则应从少到多，从稀到稠，从简单到多样，以低渣无刺激性、清淡饮食为主。饮食要有节制，每日3~4餐，忌进食不新鲜、促进肠蠕动、增加粪便量的食物，要保证适量的蔬菜和水果，使粪便成型柔软。

（4）饮食要求。

①少吃容易产生气体的食物：如豆类、花椰菜、卷心菜、粟米、菌类、菠菜、汽水、啤酒等。

②少吃容易产生异味的食物：葱、蒜、洋葱、萝卜、芹菜、卷心菜、蛋类及香料太重的食物。

③少吃容易引起腹泻的食物：咖喱、牛奶、绿豆、冷食、油炸食物、辛辣食品、酒类。

④少吃易堵塞造口的纤维素高的食物：芹菜、韭菜、竹笋、黄豆芽、玉米、爆米花、干果等。

⑤观察粪便：是否有腹泻，大便干结等情况。

总结补充：造口患者补水非常重要，建议患者每日的饮水量在1500ml左右。注意不要一次饮完，需要分次饮用，应从早晨起床开始，到晚上睡觉之前两小时，期间均匀地补充水分。此外，对于回肠造口患者来说建议勿一次性摄入太多粗纤维的食物，易造成肠管堵塞。当患者遇到腹泻情况时，少吃蔬菜类和高纤维素的食物，因为这些食物会增加肠道蠕动，每腹泻一次需在原来1500ml饮水的基础上增加200ml。

03 造口护理用品怎么选择?

了解自己独特的造口，让造口患者更好选择合适的产品。产品需要满足以下两个方面：一是造口周围建立并保持牢固的密封，以使造口排泄物（粪便或尿液排泄物）能够保持一段时间，防止造口周围皮肤并发症，保持生活质量并降低消费者和医疗保健提供者的成本。二是确保造口器具和皮肤屏障尽可能满足不同造口类型和造口患者的需求。利用评估工具更好选择。

造口身体形态自我评估工具

造口身体形态		指导意见
造口周围皮肤高度	平坦	选用任何造口底盘
	隆起	选择底盘柔软、顺应性好的一件式造口袋
	凹陷	选择二件式凸面底盘＋造口腰带固定，凹陷处使用防漏膏或防漏条
造口周围组织形态	规则：造口周围皮肤完整	选用任何造口底盘
	不规则：造口周围皮肤存在疤痕、皱褶，松弛下坠。表皮破损、过敏、丘疹、红肿增生、浸渍	避免使用导致过敏的造口产品和附件；选择微凸或凸面底盘造口袋，根据造成不规则的原因选择使用造口粉、防漏膏、皮肤保护膜、水胶体敷料等保护皮肤后再黏贴造口底盘
造口位置	在腰线以上	选择底盘柔软、顺应性好的一件或二件式造口袋，对底盘四周间断剪口（放射状剪口），增加造口底盘对皮肤的顺应性
	在腰线处（可以按自己系裤腰带的位置或皮带的位置为水平线）	
	在腰线以下	任何底盘都可选择

续表

造口身体形态		指导意见
造口高度	造口高于周围皮肤表面在皮肤表面上	任何底盘都可选择
	造口与周围皮肤表面平齐（造口平坦）	选择二件式微凸底盘加腹带，同时使用造口护肤粉，皮肤保护膜，防漏膏等造口护理用品
	造口回缩于周围皮肤表面以下(造口回缩)	选择二件式凸面底盘造口腰带固定。同时使用造口护肤粉、皮肤保护膜、防漏膏等造口护理用品

·掌握要点

（1）术后早期选用透明（观察造口黏膜）、无碳片（了解排气）、开口袋（排泄物少），康复期可选择不透明造口袋。

（2）排泄物稀薄宜选用开口袋，排泄物稠宜选用开口袋或闭口袋。

（3）视力障碍患者推荐选透明造口袋，手灵活性差推荐选预开口造口袋。

（4）腹部平坦或膨隆推荐选平面底盘，造口回缩推荐选凸面底盘加腰带。

（5）造口底盘发白或卷边时，应该尽快更换，推荐在清晨空腹时进行。

（6）造口袋内排泄物 1/3 至 1/2 满时，宜排放造口内排泄物。

（7）更换用品时保持造口周围皮肤清洁干燥，应清洗造口周围的皮肤并擦干，选用中性温和的清洗剂，更换造口用品时动作应轻柔，选择对皮肤有保护作用的黏贴底盘。

04 造口自我护理方法——造口袋更换流程你做对了吗？

造口袋更换操作程序是：①准备齐造口袋更换所需要的物品。②用清水清洁造口周围皮肤，并晾干。③用专用测量尺测量出造口直径大小。④根据测量出的造口直径大小。⑤取出剪刀，根据测量好的造口直径在底盘上剪出适合的尺寸，备用。⑥一手压住皮肤，另一只手自上而下轻轻将底盘揭开，揭除造口底盘黏贴纸。⑦将底盘沿着造口紧密地贴在皮肤上，嘱患者深吸气，鼓起腹部，用手从里向外环状按压底盘。⑧将造口袋与底盘连接，轻按连接环，连接好后将底盘锁扣好。⑨检查造口袋是否完全更换妥帖，尿袋与造口袋连接好，并固定。

· 操作要点

（1）禁止使用酒精、碘酒清洁，可使用不含酒精的湿纸巾清洁造口。

（2）取下旧的造口袋，学会查看底盘和造口周围皮肤上有没有沾染粪便或者尿液，查找原因对症处理或缩短换底盘的间隔时间。

（3）裁剪底盘应该比造口直径大 1~2mm，造口水肿可适当增加直径大小，但不可过大（2~3mm）。

（4）造口粉需薄薄的一层，不可太厚。

（5）二件式造口袋需佩戴腰带，增加安全感。

（6）如皮肤有少许皮炎，可使用“造口粉 – 造口膜”的方法，加强皮肤保护。

（7）喷造口保护喷剂时应距离 10cm，喷雾一喷到底。

（8）更换完造口袋后，用手轻轻放于造口底盘上约 5~10 分钟，用双手的温热使底盘黏胶与皮肤更贴合。

（9）不乱用激素软膏，在过敏、皮疹或发痒现象的时候，在医生指导下使用，一般使用时间控制在 1~2 周内。

05 造口患者需要一直佩戴造口袋吗?

结肠造口患者（在腹部右侧）可以尝试腹部锻炼控制造口排泄，或结肠灌洗等方式来实现不佩戴造口袋的目的。指导患者做造口括约肌功能训练：腹部切口拆线后，应每日指导患者做收缩腹肌的锻炼，逐渐延长收缩时间，持续收缩腹肌时作胸式呼吸，收紧腹部肌肉从而控制造口，阻滞粪便排出的作用。随着腹肌收缩力的增大，持续时间的延长，可使造口紧闭，粪便暂时储存在上段结肠，便意消失，等到再一次产生便意时，放松腹肌，粪便自然排出。造口括约肌功能锻炼，可使排便次数减少，持之以恒，可达到不带粪袋的目的。在专业人员指导下进行造口灌洗：术后每日固定时间进行造口灌洗术，训练定时排便功能，连续灌洗 1 个月，就能养成定时排便的习惯，控制良好的时候，可以选择暂时不佩戴造口袋。

06 造口患者康复的日常生活需要注意哪些问题?

人是需要情感支撑的，应积极参加造口联谊活动，找到新朋友，慢慢回归社会，等待体能恢复以后也可以返回工作岗位，工作中应避免重体力劳动，选择轻体力劳动。在日常穿着上，建议内层穿棉质、真丝等刺激性小的衣物，切勿太紧身，皮带不能系在造口水平，否则会压迫造口，导致损伤。避免穿紧身衣裤，以免摩擦造口。在社交活动前一天合理安排自己的膳食和使用带过滤片的、排气的造口产品，避免造口胀袋的尴尬。

旅行：造口患者在体力恢复后，同样可以外出旅行，但需要关注几点：出行每到一处先确认洗手间的位置便于及时有场地更换；造口袋应放在随身的行李中，但不能托运，以保证随时拿取方便更换，外出时带足造口用品，途中无法清洗，可丢弃；旅途中要注意饮食卫生，防止腹泻，并随身携带常用的止泻药和抗生素。

性生活：对造口患者术后恢复和康复阶段同样可以过正常性生活，在术后早期（3 个月）鼓励配偶与患者进行亲昵动作，如亲吻、拥抱、抚摸等；使患者感到并未被社会、亲友所抛弃，从而增强自信心。在同房前做好一切准备工作：应检查造口袋的密闭性，排空造口袋或更换新的造口袋；结肠造口者可行灌洗后，黏贴闭口式造口袋或使用迷你型造口袋；使用腹带覆盖肠造口处或选择为造口患者特制的内衣，营造浪漫的气氛。

洗澡时机：手术切口愈合，体力恢复。可以戴着造口袋，或者取下造口袋洗漱。只要不将喷头对着造口直接冲淋就没有问题。沐浴方式：选择淋浴，必要时准备椅子，沐浴后需检查造口袋是否佩戴完好，有无松脱，时间不宜过长，10~15 分钟左右，避免使用肥皂、沐浴露、润肤霜、油剂，以影响造口袋的黏贴。泌尿造口以及回肠造口不断有排泄物排出，建议在沐浴结束时揭除造口袋。

07 泌尿造口的常见问题有哪些?

尿路造口特有的并发症尿路结晶，表现为白色粉末状结晶体黏附与造口或周围皮肤，由于摩擦容易引起造口渗血。原因：机体缺水，尿液浓缩，尿路感染或碱性尿液形成，细菌将尿素转变为晶体。处理：建议小便袋要每天清洗，5% 醋酸或 1∶3 浓度白醋清洗；叮嘱患者多喝水，每天的饮水量保持在 2000ml 左右；饮食调节，增加酸性食物，适量吃些富含维生素 C 多的蔬菜水果，大剂量维生素 C(每天 4g)，使尿液呈酸性；选择合适的造口用品，造口袋防逆流设计、夜间接床边袋。

08 造口周围皮肤红肿、瘙痒该怎么办?

肠造口周围皮炎是最常见并发症，主要因造口周围皮肤受刺激所致，患者起初多为造口根部发痒，造口周围皮肤出现不规则形状的损伤，伴有发红、渗出症状，患者感觉有剧烈的疼痛，出现这种情况患者要引起重视，寻求帮助，主要处理措施为保持局部清洁或者干燥，避免造口排泄物的渗漏。

分析渗漏的原因，学会不同体位的自我观察（站位、坐位、平卧位来观察造口），一般坐位时腹部皱褶、凹陷最多，还需观察造口排泄物出来的位置与造口皮肤的高度。底盘更换前要做好造口形状、大小的测量再剪裁。掌握合适的底盘更换时间，勤观察底盘和造口周围皮肤，如果底盘黏胶被泡发、溶解就意味着渗漏已经悄然发生，这个时候就要引起高度重视，立即更换底盘，皮肤有感觉瘙痒、不舒服也要立即更换底盘，以防渗漏加重，排泄物流到底盘下刺激皮肤。分析导致的原因并解决问题。掌握正确换袋技巧，选择合适的造口用品等。有皮炎存在时，可使用造口粉和皮肤保护膜，可以重复“粉 + 膜”3 次的方法，加强皮肤保护，避免刺激性用品，掌握正确的黏贴技术，正确使用产品，换后体位保持 10 分钟，天气冷予以加温，调节饮食，适当使用药物改变粪便性状，根据造口类型、底胶成分、底胶溶解情况和皮肤情况，考虑换袋频率。

09 感冒用力咳嗽时肠管从造口处脱出了怎么办?

通常我们在观察造口袋里的排泄物的时候，发现袋子有脱出的肠管，肠管由造口内向腹部皮肤的脱出，长度可由数厘米至 20cm 不等，这就是造口肠管脱垂，多发生于横结肠造口。造成肠管脱垂原因通常是年纪大，腹壁薄弱、腹部开口过大以及各类增加负压的因素，如咳嗽、便秘等原因。我们先要查看脱垂造口的颜色改变，若没有不适在脱垂发生时我们平卧休息，试着轻柔地把脱垂的部分从造口推回腹内，同时也要避免腹压增加的因素，感冒咳嗽时适当用药缓解症状，咳嗽时手捂住造口；使用带脱垂附件的疝支撑带，减轻造口脱垂程度。若脱垂水肿明显不能放回，不能强行回纳；或者出现其他腹胀腹痛等不适；在造口颜色变得暗淡或出现缺血症状时，及时寻求医疗护理服务。

10 造口常见问题有哪些，如何应对？

便秘：以结肠造口患者为主，经常导致肠胃胀气和腹痛。粪便聚集在顶部和造口的上方（如薄煎饼），不会掉入袋中。患者发生了便秘的情况，多饮水，多食用水果和蔬菜，也可以在医生的指导下适当的使用缓泻剂，必要时进行结肠灌洗。

过敏性皮炎：表现为皮肤红斑及水疱、皮疹，患者自觉受累、皮肤瘙痒、烧灼感，仅限于接触部位、造口袋黏贴部位或整个造口袋有模板样的印记，更换造口产品。

出血：造口黏膜有丰富的血管，少量出血不要慌，可压迫止血，自备的造口粉或藻酸盐敷料按压出血点。寻找原因，如果是造口根部出血，有可能是裁剪的底盘边缘不够光滑，摩擦造口造成的。别担心，正常清洗皮肤后用点护肤粉，把底盘换成不用裁剪的可塑底盘就会好转；便秘，排便时间较长，干结会导致患者造口出血，进行便秘处理。若出血量不能止住或出血量大立马就医。

造口回缩：造口凹陷于造口皮肤表面，就是造口回缩。造口高度随时间发生变化，术后 3 个月，结肠和回肠造口高度平均下降 4~5mm，更换造口袋时进行造口高度多体位的观察（平躺、坐位、弯腰、站立）。术后控制体重，避免肥胖是预防造口回缩、凹陷的重要措施。采用凸面底盘加腰带，能有效地减少造口回缩的护理问题。

造口狭窄：有症状的狭窄多见于结肠单腔造口，表现为：造口口径狭小，甚至难以看到造口黏膜；造口皮肤开口正常，但手指伸进造口口子难以进入，进入后能感受到箍紧感；患者出现腹部胀痛、大便变细。轻度狭窄可进行扩张，严重的狭窄以及炎症性肠病或缺血导致的狭窄，需要再次手术治疗。

·造口狭窄预防和处理

（1）轻度狭窄的患者应建议其改变饮食结构，减少不溶性纤维的摄入量，使用大便软化剂并增加液体摄入量，以便确保大便处于较软状态。

（2）可以暂时考虑采用造口扩张措施协助排泄，手指扩张方式每次3~5分钟，每天2次。

（3）泌尿造口可间歇放入导尿管引流尿液。观察是否便秘，阻塞造口必要时使用缓泻药，教育患者观察是否有肠梗阻的症状和体征，确定是否有必要通过外科手术纠正造口狭窄。

（4）皮肤黏膜分离，肠造口处肠黏膜与腹壁皮肤的缝合处发生分离，属早期并发症，多发生在术后1~3周，可表现为部分或全周分离。引致的问题：黏贴困难、心理问题、影响切口、狭窄，发现后到医院就诊，专业人员评估下给予处置建议。

（5）大部分造口旁疝患者是无症状的，或有轻微的腹部不适，可以先保守治疗。建议使用柔软的一件式造口袋，其能够保持皮肤和底盘的密封性，防止造口周围皮肤损伤。对于无造口脱垂的患者都应选择无孔腹带。同时避免腹压增加的行为，如频繁的咳嗽、便秘和术后早期提取重物（> 2.27千克）等。大的造口旁疝或者影响造口功能均需手术处置。

第二节　导管护理

01 胸管、腹管及心包引流管等带回家怎么护理，引流袋需要更换吗?

胸管原则上不予带回家，腹管带回家的护理方法具体如下

（1）妥善固定：可以用别针加牛皮筋固定引流管，防止在改变体位时因牵拉引流管脱出，还能避免因引流管牵拉而引起疼痛。

（2）保持引流通畅：若在家发现引流量突然减少，自己感到腹胀不舒服，或伴有发烧，应及时去当地医院检查引流管有无堵塞或脱落。

（3）外出活动时，引流管不可高于置管口的高度。

（4）平时在家要注意观察引流液的颜色、量、气味及有无残渣，用个小本子记录 24 小时的引流量。

（5）注意观察引流管周围皮肤有无红肿、疼痛等不适。

（6）按照医院护士教会的更换引流袋的操作方法，每周更换 2~3 次引流袋，更换时注意无菌操作，切记先消毒引流管口后再连接引流袋，防止逆行感染。

心包引流管带回家护理要点

（1）使用蝶形胶布高抬法固定导管，预防管道滑脱。

（2）每隔 1~2 小时调整 1 次床头角度，每次调节 5° 左右，家属协助翻身、改变体位，以利于缓解胸背痛。

（3）早期避免挤管，应通过记录引流量、颜色、性质，来判断是否堵管。

（4）观察是否有渗血、渗液，周围皮肤有无红肿及皮下气肿，外敷料是否干燥以及导管固定情况，发现特殊情况返院处理。

02 鼻饲管带回家需要怎么护理？有什么注意事项？

·居家护理操作要点

（1）首先是注入少量温开水，然后给膳食，最后再用温开水冲管。

（2）两次膳食之间可加用果汁、菜汁、温开水等，以增加水分。

（3）每次注入膳食前应用纱布过滤，以防胃管堵塞。

（4）膳食和饮料的温度应在摄氏38~40℃，流经胃管的速度不宜过快，每次注入量不超过200ml。

（5）每次抽吸鼻饲液后应反折胃管末端，避免灌入空气，引起腹胀。

（6）鼻饲完最后应用温水冲洗胃管，防止鼻饲液寄存变质造成胃肠炎或堵塞胃管。

（7）灌注完毕，将胃管末端关闭纱布包好，整理用物，并做好记录。

·注意事项

（1）鼻饲营养液温度为39~40℃，每次灌入量不超过200ml，两次灌入间隔不少于2小时。

（2）鼻饲管要妥善固定。

（3）每次鼻饲前要检查鼻饲管是否通畅，是否在胃内，检查方法是将鼻饲管一端放入水中，无气泡溢出；或者回抽有胃液。

（4）注食注药前后用少量温开水冲管。

（5）鼻饲速度不宜太快。

（6）注意预防鼻饲引起的腹泻：患者对鼻饲要有一段适应过程，开始时膳食宜少量、清淡，逐渐加量，中午食量稍高于早晚，每日5~6次；灌注的饮料过冷、过热，均可引起腹泻或胃肠反应，因此，灌注前可以用手背侧皮肤测试饮料温度，以不感觉烫为宜；食物、餐具和灌注时应注意卫生，膳食应新鲜配制；注意膳食的调节，如排便次数多、大便酸臭可能是进入过多的糖类所致，大便稀臭、呈碱性反应可能为蛋白质消化不良。

03 黄疸引流管带回家要注意什么？什么时候可以拔除？

（1）建立维护手册：登记置管和引流相关信息，管路护理相关知识等。

（2）妥善固定：观察引流管固定是否牢固，避免管路扭曲打折或脱出，有异常及时去医院处理。引流袋内液体及时倾倒，可减少引流袋对引流管的重力牵拉。睡前固定引流袋时注意预留足够的管路长度，避免翻身导致引流管脱出。引流袋低于穿刺口30cm，避免反流。经常变换体位，由近端向远端挤压管路，可促进引流通畅。

（3）引流液观察与记录：正确观察与记录引流液的颜色、性状与量。正常胆汁的颜色为清亮、金黄或深黄色；若变为墨绿色或浑浊脓性则提示感染；若变为暗红或鲜红色则提示胆道内有出血，应及时告知医护人员。

（4）皮肤护理：指导患者穿宽松舒适内衣、剪短指甲，避免搔抓。

保持皮肤清洁，以温水擦浴或淋浴为宜，避免过度搓揉、使用高温热水及碱性肥皂；洗澡次数不宜过勤，禁盆浴，淋浴时可用保鲜膜包裹敷料和引流管。瘙痒明显者，可涂抹新鲜芦荟汁或炉甘石洗剂，也可口服抗过敏药物。

（5）饮食与营养：多食新鲜蔬菜与水果，保持大便通畅。长期外引流者易出现电解质紊乱，应多进食香蕉、橘子、香菇等含钾高的食物，定期去医院复查电解质，必要时遵医嘱补钾治疗。

（6）活动指导：日常以休息为主，病情允许可外出散步，从事力所能及的家务，如洗碗、洗衣服等。应避免大幅度抬臂、俯身等动作，禁忌剧烈运动、提举重物等。

（7）复诊要求：根据医嘱每周或每月复查肝功能、血常规等，每 3~6 个月到医院更换 1 次引流管。若引流量突然减少或颜色改变，或出现高热、腹痛、黄疸加重、恶心呕吐、皮肤瘙痒、灰白色大便等症状，应及时就诊。

（8）拔管时机：当引流任务结束须拔除引流管时，必须注意窦道形成时间，一般窦道形成需要 2 周时间。2 周后拔管是比较安全的，最好将引流管关闭 1~2 周后再拔管，以免引起胆汁进入腹腔。

04 肝脓肿引流管可以带回家吗?

肝脓肿导管不可以带回家。因为留置导管期间要配合医生冲洗脓腔及抗炎治疗，还要检测体温及白细胞情况。据文献调查研究显示：26 例肝脓肿患者在 CT 引导下行穿刺置管引流术后，患者体温平均 1.5 天恢复正常，白细胞数平均 5~6 天内降至正常；平均留管时间为 9 天；平均住院时间 12 天；所有患者均痊愈出院。

05 胸管、腹管、鼻饲管等导管如果意外拔除该怎么处理？

胃管滑出处理

①及时了解患者的病情、意识状态、合作程度、心理状态，做好应对措施，评估腹部情况。②及时报告主管医生。③根据患者营养需求看是否予胃管重置。

T管滑出处理

如果在术后1周以上，经过T管夹管，患者没有发生腹胀，发热，大便颜色正常，或患者已经经过T管造影，证实胆总管通畅，此时T管滑出，先用无菌纱布保护引流口，评估腹部体征，通知医生，一般不做特殊处理（因为胆总管内窦道已经形成），注意观察腹部体征，有无胆瘘表现，如严重须重置引流管。

胸腔闭式引流管滑出处理

立即用两手指捏起管口皮肤封闭伤口并通知医护人员，消毒处理后用凡士林纱布封闭伤口，配合进一步处理。如引流管连接处脱落或引流瓶损坏，应立即双钳夹闭导管，尽量不要污染整个装置。严密观察生命体征及呼吸血氧饱和度情况。

06 PICC 置管后可以做哪些家务劳动?

PICC 置管后日常生活不受影响，不要因为置入了 PICC 导管，而过度限制活动。PICC 导管留置期间，可以从事一般性日常工作，如写字、用电脑，但应注意劳逸结合。置管侧手臂可以做一般活动，如手臂弯曲、伸展，患者可以自己穿脱衣服（穿脱衣服时动作轻柔，防止导管拉出，注意衣服袖口不宜过紧，穿衣时应先穿置管侧手臂，脱衣时正好相反，先脱没有置管侧的手臂）、刷牙、洗脸、梳头。可以做轻体力家务劳动和部分体育锻炼，如洗菜、洗碗、煮饭、洗小件衣物，散步、打太极拳等。但需避免做需要肘部反复屈伸动作的家务劳动，如用手搓洗大件衣物、擦地板、拖地等。同时应避免活动过度、提大于 5kg 的重物，拉公交拉环，或做引体向上、俯卧撑、托举哑铃、拄拐、甩手臂、抱小孩等持重锻炼。避免田间劳动、锄地、搬运重的农作物。

07 PICC 置管后日常活动有哪些注意事项?

PICC 置管后避免做过度用力地活动，如提过重的物品（大于 5kg）、引体向上、俯卧撑、托举哑铃、拄拐杖、甩手臂、抱小孩等，起床时不要用置管侧手臂用力支撑着起床。避免长时间做弯肘动作，如长时间玩手机、打牌、打麻将等。避免弯腰捡东西、系鞋带，应用下蹲的姿势捡东西、系鞋带。同时应保持局部清洁干燥，勿擅自撕下贴膜；输液时置管侧肢体自由摆放，适当抬高。睡眠时，保持舒适体位，尽量避免压迫置管侧肢体；淋浴前使用 PICC 保护套或保鲜膜将贴膜上下 10cm 严密包裹，切忌浸湿贴膜。置管后若出现以下情况及时与护士联系：①贴膜出现卷曲、松动、潮湿。②穿刺点及周围皮肤出现红、肿、疼痛、渗出。③ PICC 外露刻度有变化。④穿刺上肢疼痛、肿胀。

08 输液港植入后可以进行哪些家务劳动?

输液港植入后可从事一般性日常工作和家务劳动，如煮饭、洗菜、烧菜、洗碗、扫地、洗少量衣物等家务劳动，以及散步、打太极等锻炼。但应避免置管侧肩关节过度外展或摆臂运动。当然也不可以提大于 5kg 重物，不过度使用置港侧上肢，如抱小孩、打球、引体向上、举哑铃、打羽毛球等。

09 输液港带管期间日常活动有哪些注意事项?

输液港植入术后 24 小时内，减少植港侧肢体活动。待伤口愈合拆线后可以沐浴、日常工作、做家务，进行散步、打太极等低强度运动，避免植港侧肢体提过重物体，做引体向上、托举哑铃等剧烈运动。注意不要用力压迫、撞击输液港的部位，穿侧肢体避免剧烈运动，尤其是打网球、排球、羽毛球等手臂大幅度的运动，以防港体发生翻转，导管扭转。户外活动时，避免背双肩包，以防摩擦港座附近的皮肤。日常生活中避免患者及家属牵拉无损伤针，以免脱出。伤口如有渗血、疼痛、肿胀，应及时告知护士。出现肩部、颈部及同侧上肢水肿疼痛时，应立即告知医生或返院检查。待伤口完全愈合，拔针 24 小时后可自行撕除敷贴，3 天后可以洗澡，但避免大力揉搓放置输液港座的部位。如果治疗间歇较长，应至少 28 天返院维护冲洗管道一次。输液港无损伤针最多留置 7 天，如需继续用药，需先拔出后重新穿刺。新植港后港座周围皮肤出现紫斑，不用紧张，1~2 周后可自行吸收。保持植港部位周围皮肤清洁、干燥，防止感染。

10 输液港植入后使用期限是多久？能终身使用吗？

输液港是一种植入皮下长期留置在体内的静脉输液装置，由供穿刺的注射座和插入静脉的导管系统组成，可以用来输注各种药物、补液、营养支持治疗、输血、采血等，它具备感染风险低、使用方便期限长、维护简单、患者生活质量高等优点。输液港采用不易损伤、具有自动愈合功能的硅胶穿刺隔膜，任何种类的输液港都应使用无损伤针，防止穿刺隔膜漏液。

穿刺隔膜的寿命：22G 的无损伤穿刺针可穿刺 2000 次，19G 的无损伤穿刺针可穿刺 1000 次，常规无损伤针可留置 1 周使用。

如果患者全年需使用输液港，输液港使用期限：

365 天 /7 天＝ 52.1 次

2000/52 ＝ 38.5 年

1000/52 ＝ 19.2 年

11 治疗结束后多久可以拔除 PICC 导管或者手术取出输液港？

PICC 置管患者，在治疗结束后，应询问自己的主管医生，是否要拔除 PICC 导管，如需拔除，应及时拔除。而多数输液港患者对于治疗结束后每月往返医院进行输液港导管维护与评估存在不同程度的抵触心理，同时对于肿瘤复发的风险认知程度不高，所以有患者出于治疗暂时结束，主观上认为“不再需要继续治疗”而选择将输液港取出，据文献报道恶性肿瘤 3~5 年内复发及转移发生率高，为避免患者面临因复发而再次入院治疗承受更多的痛苦及增加医疗费用，专家建议辅助化疗结束后 1~2 个月或没有肿瘤复发根治性化疗再取出输液港。

12 PICC 维护周期能否延长，超出时间期限是否有影响？

PICC 最长维护间隔时间不能超过 7 天。治疗间歇期患者一般居家护理，此期间 PICC 维护可能不规范或不及时，是 PICC 相关并发症的高发期。PICC 置管对定期规范维护要求较高，PICC 置管后的规范维护情况与并发症风险息息相关，维护不规范或维护周期延长是化疗间歇期导管相关性感染高发的首要原因，而导管相关性感染不仅影响 PICC 导管的使用，造成不正常拔管，也会严重威胁患者的生命安全。

13 输液港维护周期能否延长，超出时间期限是否有影响？

一般来说，肿瘤患者化疗结束后，即非治疗期间，应 4 周进行一次输液港维护，维护的目的主要是防止导管堵塞，维持导管通畅。患者非治疗期的维护必须回医院进行，对于那些路途遥远、行动不便的患者每月维护一次会消耗大量的时间、精力与金钱，出现患者维护周期延长的现象。有研究发现，非治疗期间延长输液港维护间隔时间不会增加导管阻塞率，有患者 12 周维护一次，仍然保持导管通畅，且未发生导管相关并发症。但延长输液港维护周期的前提是输液港使用及维护期间次次抽回血好，推注导管通畅。如果输液港使用及维护期间曾出现过导管抽不出回血或堵塞的现象，维护时间应改为4周维护一次。

14 PICC置管后如何进行有效的手功能锻炼?

PICC置管后上肢的活动即不能过量活动，又不能不活动。过量活动使得上臂处导管被牵拉，导管摩擦血管内膜，导致机械性静脉炎；不活动易使置管静脉血流缓慢，易发生上肢肿胀及诱发静脉血栓。因此，PICC置管后需进行适量的功能锻炼，以促进置管上肢的血液循环。置管侧肢体可进行日常活动，避免置管侧上肢过度外展、旋转及屈肘运动；不要提超过10kg重物。白天置管侧上肢可以进行握拳、握球运动，每次握紧拳头或握力球停止2~3秒，然后慢慢松拳(数1、2握拳，3、4松拳)，每小时25~30次左右，睡觉就不需要锻炼了。另外可以做旋腕及上肢抬高运动，每次10分钟，每日2次；还可以用置管侧手摸对面耳朵或头皮，避免肩关节因长期不运动而发生类似肩周炎症状如疼痛、关节僵硬不能抬高等情况。每日也要进行室内外散步运动。

15 输液港置管后或者PICC带管期间出现手臂胀痛该如何处理?

如果输液港置管后或者PICC带管期间出现手臂胀痛的情况需要引起重视，有可能发生了血栓性静脉炎。首先回想一下自己有没有做提重物、抱小孩、干重体力活等活动？或者最近是否没有进行肢体的功能锻炼？水喝的很少？保护性使用的护套是否太小太紧？如果是太紧了，应马上取下护套。检查双手臂是否一样粗细、皮肤颜色是否一致？如果发现置管侧手臂明显肿胀、青紫应及时到医院做血管B超排除是否有血栓性静脉炎。如果B超确诊是血栓性静脉炎，那么早发现早治疗，导管还是可以保留继续使用的。

16 趴睡或侧睡等睡姿是否会影响PICC导管或者输液港的功能？

经常趴着或侧睡是会影响PICC导管或者输液港的功能的，输液港置入患者经常趴睡或者置管侧侧睡，容易摩擦港体，甚至导致港体翻转。但是偶尔一次或短时间没有关系。侧睡时注意不要压住置管侧上肢，可以非置管侧侧睡或者把手臂伸开一点，或者隔2小时变换体位一次，防止影响手臂的血液循环，造成不良后果。

17 输液港置管后多久可以拆线？未拆线前是否可以洗澡？

输液港置管后7天，皮肤无红肿疼痛就可以拆线。如果皮肤愈合能力差的，或者有糖尿病的患者，可遵医嘱适当延长拆线时间。一般情况下拆线前不建议洗澡。在未拆线前做好伤口的保护可以擦澡，注意不要弄湿伤口，不要淋浴及盆浴。万一弄湿伤口，要马上去医院重新消毒更换敷料，防止伤口感染。若医生告知是可吸收线缝合的，可以不拆线，等伤口愈合吸收。

18 PICC 导管当地维护后贴膜下出现皮疹或者水疱怎么办，与贴膜类型有关吗？

如果贴膜下出现皮疹或者水疱不必惊慌失措，因为每个人的体质不同，与贴膜的种类有一定的相关性。水疱是因为有张力贴膜造成的，所以贴膜时手臂不要过度外旋，也不要自己用手把贴膜边缘往外抚摸。已经发生的水疱只要抽掉水疱内的积液，然后用碘伏消毒一下即可。得了皮疹后，我们应尽可能找到并去除可能诱发及加重的病因。咨询护士引起过敏的原因究竟是什么？是消毒液还是透明敷贴引起？这点非常重要，因为有的是消毒液过敏，这就需要使用碘伏或者其他消毒液消毒。有的则是对透明敷贴（胶带）过敏，那就要让护士给你更换一种透明敷料。注意饮食应清淡，多吃蔬菜、水果；禁食酒类，辛辣刺激性食物；避免鱼虾、牛羊肉等易于致敏和燥性的食物。注意劳逸结合，避免精神紧张和劳累。保持局部皮肤的清洁干燥，避免进行剧烈活动导致大汗，或暴露在高温湿热环境下，避免用力搔抓而导致感染和脱管。根据国内外的湿疹诊疗指南，可以用一些含激素的软膏如地奈德乳膏、艾洛松乳膏等，专业护士在常规的维护程序后以无菌的方式外涂于患处，自己不能随便用药膏，容易引起感染。必要时可暂停使用无菌透明贴膜，改为无菌纱布换药，隔日一次，直至红疹消退。

19 PICC 导管外滑后怎么办？对治疗有影响吗？

一般来说 PICC 导管的头端位置应在上腔静脉内。如 PICC 导管向外脱出 1~2cm 问题不大，导管尖端仍位于上腔静脉内。如果脱出 3cm 以上，应进行 X 线检查，以确定导管尖端所处位置，如尖端已离开上腔静脉，请专科护士评估导管，根据治疗方案及用药的情况决定拔除导管或保留导管最多 4 周，并尽快拔除导管，否则容易造成血栓形成。另外要注意，禁止将导管外滑体外部分送入体内，以免造成血流感染。

20 当地医院输液港不会使用，或者没有植入式安全针该怎么办？

县级以上人民医院一般都会进行输液港的维护操作，如果当地医院不会使用输液港，可以联系其他医院的专业护士，进行远程指导。如果没有植入式安全针不能用普通的注射针头代替，以免损伤输液港座。可以到正规医药公司购买港针，或者去其他医院静脉治疗护理门诊进行输液港护理。

第六章
心理康复指导

01. 感觉到疲惫，做什么事情都觉得费力，这是怎么了？
02. 总是因为一些小事就会精神崩溃，感觉没有事情能让自己开心，是生病了吗？
03. 晚上很难睡着，睡觉使我痛苦，如何改善睡眠？
04. 患病后总是感到绝望，坐立不安，每天担心，该如何缓解心情？
05. 生病后为什么越来越不敢外出了，没有心思打扮自己，害怕见到其他人？

……

第一节　自我调节

01 感觉到疲惫，做什么事情都觉得费力，这是怎么了？

疲惫又称疲乏，是指自觉精神疲倦、困乏无力的症状。癌因性疲乏（cancer-related fatigue，CRF）是一种与癌症或癌症治疗有关的疲乏感或疲惫感，一种痛苦的、持续的、主观的、有关躯体、情感或认知方面的疲乏感或疲惫感。如发现自己出现持久或反复的疲劳、虚弱、无力；伴注意力不集中、记忆力减退；伴情绪异常，如抑郁、沮丧、焦虑；伴睡眠障碍、嗜睡等；伴随躯体症状，如头晕、头痛、局部疼痛等应及时就医咨询。通过日常行为的改变，比如减少不必要活动、合理睡眠等，同时给予必要的药物治疗，结合自身病情选择适当的运动疗法、按摩治疗、心理社会干预、营养辅导和睡眠认知行为治疗以及明亮白光疗法等非药物治疗，正规的中医药疗法的治疗，疲乏症状一般可以得到一定的缓解。

02 总是因为一些小事就会精神崩溃，感觉没有事情能让自己开心，是生病了吗？

在日常生活中遇到刺激或者不愉快事情，即使是非常轻微的事情也会产生剧烈的情感反应，表现为容易生气、敏感、常常激动、愤怒甚至大发雷霆与人争吵不休，对于这种现象，我们很有可能已经处于“易激惹”状态了。易激惹是精神科的专科名词，是一种剧烈但持续较短的情感障碍。易激惹有个前提，即不是重大、剧烈的情感刺激，而是很轻微的刺激，但是出现与刺激不相符的剧烈情感反应。严格来说，单纯的易激惹其实并不算一种疾病。有些人本身就容易激惹，和他自身的性格、气质特点有关。有些人本来温文尔雅，谦虚有礼，却突然变得易激惹，性情大变，行为怪异，最后发现竟然是因为罹患了某种精神疾病，比如：脑器质性精神障碍、躁狂症患者、精神活性物质所致精神障碍患者都容易出现易激惹症状。因此，易激惹其实也是一个心理非健康状态的信号。要告别易激惹，最重要的工作还在于平时，自我调适，寻找到适合自己的减压法，或者寻找专业医生的帮助。

03 晚上很难睡着，睡觉使我痛苦，如何改善睡眠？

失眠是肿瘤患者最常见的睡眠障碍，患病率在18%~68%。肿瘤患者虽然休息的时间很多，但由于焦虑、疼痛、疲乏、疾病本身或放化疗等因素的影响，使他们睡眠质量下降，甚至出现难以入睡、易醒等失眠状况，严重影响患者体力的恢复。保证充足睡眠、提高睡眠质量，对于肿瘤患者来说很重要我们可以采取以下方法改善睡眠。

（1）学会自我解压：首先要学会心理调节，要有能够战胜疾病的信心。多做一些有利于放松的训练，如呼吸功能锻炼、八段锦、心理冥想等，进行适当的减压。

（2）积极治疗原发病及疼痛：由于肿瘤本身或者其治疗所产生的不适症状，应积极对症治疗和护理以减轻症状可解决此类患者睡眠问题。

（3）养成良好的睡眠习惯：尽量将大部分的睡眠休息时间放在夜晚，白天不能卧床太久，要进行适当的活动，午睡不宜过长，要控制在半个小时到一个小时左右，下午 3 点之后尽量不再睡觉，不然会影响晚上的睡眠。睡前应尽量少喝水以减少夜尿的次数。

（4）改善生活环境：保持卧室环境安静、整洁，休息时适当调节室内光线，不可过亮，营造舒适的睡眠环境。睡前远离电子产品，如手机、平板等不放于枕头旁。

（5）正确使用助眠类药物。

04 患病后总是感到绝望，坐立不安，每天担心，该如何缓解心情？

焦虑是一种内心的紧张不安，预感到可能将要发生某种不利情况和潜在的危险而又难以应对时内心的不愉快体验，包括紧张、担心、忧虑、害怕、恐惧、易激惹、注意力不集中等。很多患者会焦虑，担心自己病情的变化，心理压力大，晚上睡不着。首先正视自己的焦虑，学会心理调节，要有能够战胜疾病的信心，以下措施可帮助您缓解焦虑。

（1）定期运动：多做一些有利于放松的训练，如呼吸功能锻炼、八段锦、心理冥想等。

（2）学会放松：多听音乐、唱歌、养花草，多与亲朋好友沟通交流，这样可以及时排解内心的压力和减轻焦虑。

（3）学会分散注意力：有效分散注意力的方式有很多，比如听欢快的音乐、在电视上看有趣的节目，或者和朋友一起玩游戏，都有助于缓解焦虑。焦虑会控制你的想法，如果我们少花点时间坐在那里陷入沉思，而多花点时间忙些其他事情，让自己没有空闲去担心，自然而然能让焦虑得到缓解。

（4）寻求专业心理咨询师帮助。

05 生病后为什么越来越不敢外出了，没有心思打扮自己，害怕见到其他人？

肿瘤患者因为手术、放疗及化疗等治疗方式后会发生身体或功能上的一些变化，使个体在感知自我形象时受到干扰。通过语言或非语言的方式对自己身体的结构和功能改变做不符合实际情况的消极描述和评价，患者会有自卑感，并且非常担心外出，害怕被人耻笑。我们称之为自我形象紊乱，对患者身心康复、回归家庭和社会产生一定程度的影响。提高患者的自我形象水平对肿瘤患者相关重要。因此，家属应提供情感支持，患者应大胆地以各种方式表达形体改变所致的心理感受，确定患者对自身改变的了解程度及这些改变对其生活方式的影响，慢慢接纳改变后的自我形象。其次，学习改善身体改观的小方法，如衣着合体和恰当的装饰等。最后鼓励自己树立正确价值观，鼓励患者参加正常的社会交往活动，按照自己的价值观选择充满希望和活力的生活方式。

06 去上班，同事用异样眼光看我，害怕和我一起吃饭交流该怎么办？

首先我们需要明确的一点是：癌症本身并不会传染。传染必须具备 3 个条件：传染源、传播途径和易感人群。癌细胞不释放传染因子，所以不具备传染性。但是有的患者说："我和我家里人都得了肿瘤，那是不是传染的呢？"癌症所表现出的家族聚集性，同一家族中胃癌高发，或者乳腺癌高发，或者肺癌高发，越来越使人们谈癌色变。其实引起的原因可能由强遗传易感基因引起，也可能由家族人群相似的饮食、生活习惯所引起。但有一种东西确实具有传染性，它就是病毒。我们目前所知道的由病毒导致的癌症主要有：由 EB 病毒引发的鼻咽癌，由人乳头状瘤病毒（HPV）引发的宫颈癌，以及与乙肝、丙肝病毒有关的肝癌。我们所能做到的只有定期体检，加强自身锻炼，增强免疫力，健康饮食，健康作息，保持身心愉悦。

07 得了肿瘤后一下子瘦了好多，没有精气神，该怎么办?

有的患者往往在得知自己患上肿瘤后，就开始悲观绝望，对于生活失去了信心和目标，这样是很不好的。患者的负面心理，如恐惧、抑郁、绝望等，引起胃肠功能紊乱、食欲下降、摄入量减少，导致营养不良。对于肿瘤的患者来说，缺失了生活的目标，也就无法让患者保持动力积极地配合治疗。所以，一定要先为患者找准目标，让患者有一个可以去为之努力的理由，这样才能够保持心态去面对疾病。帮助患者建立兴趣爱好、合理并且健康的安排患者进行锻炼，可以有效地改善体质，随着体质的不断恢复，患者也能够看到疾病治愈的希望。

08 在遇到困难时，除了家人，可以寻找哪些人的帮助?

在整个疾病过程中，患者其生理、心理及认知层面均会受到不同程度的损害。给予患者及时、准确的心理护理及健康教育非常重要。同伴的支持能够更好地帮助不同阶段的肿瘤患者应对疾病。除了家人外，同样的肿瘤患者之间才能够更好地相互理解与支持，因此就可以促进肿瘤患者之间的交流，让他们有一个倾诉的对象；并且不同的患者在长期交流过程中有了可以对比的目标后，更能够增加自己的信心，也就有助于患者恢复积极乐观的心态。患者可以通过正规途径参加病友会、俱乐部、康复者俱乐部，各类线上线下知识分享会，如身体允许时也可作为志愿者投身于疾病康复事业中。

09 觉得自己得了抑郁症，需要去精神科找医生看吗？

首先，我们来明确一下何为抑郁症：抑郁症是一种心理疾病，常表现为心情低落和现实生活过得不开心，情绪长时间地低落消沉，从开始的闷闷不乐到最后痛苦、悲观、厌世。抑郁症患者还会有躯体化疼痛、胸闷、气短、呼吸困难，有部分人有明显的焦虑，严重者会出现幻听、被害妄想症等精神分裂症状。抑郁症每次发作持续至少2周以上、一年，甚至数年，大多数人会多次复发。如果您自觉有上述症状，也不能妄下定论，需要到正规医院的临床心理科就诊，找医生咨询评估后明确诊断。各种症状的心理问题医生都会给予各种相对应的处理，切不可自行服药或听信旁人推荐找不正规的机构就诊。

10 因为心情不好去看精神科会被当成神经病吗？

神经病和精神病这两个词在大多数人看了是同一个意思，但在医学语言中，这两者有明确的区分。神经病又称为神经科疾病，一般是指脑器质性基础类疾病，包括脑血管病、卒中、脑梗死、癫痫、神经退行性疾病，及帕金森、痴呆等。而精神病，其病因尚不清楚，是指以精神症状为主的一类障碍性疾病，可出现认知、情感、行为等方面的异常症状。好多患者或者家属都不好意思去精神心理科就诊，在他们看来，只有疯子才去精神科，去了就会被人看不起，纷纷讳疾忌医，避如蛇蝎。当你出现了下面这几种情况，日常的生活、与人交往、工作和学习等，受到了影响，不能正常进行，建议去精神科看看。如果您自觉思维逻辑紊乱、情绪及性格多变、反复身体不舒服检查不出来、行为怪异及存在睡眠问题都应去正规医院精神卫生科就诊。

11 该如何识别自己的情绪是否出现了问题?

情绪是我们心理活动的一部分，也是心理的一个反应，内心的活动或多或少都会表现在我们情绪之中。人有“七情”，即喜、怒、忧、思、悲、恐、惊，我们每天都在体验这些情绪，任何积极的情绪或消极的情绪都有其自己的功能。以上任何一种情绪状态如果持续时间过长，或强度过大都可以判定为情绪出现问题，都对健康极其不利，甚至致病。以下给大家一些建议，来识别自己是否存在情绪问题。

第一步：闭上双眼，放空大脑，关注内心。

第二步：问自己“现在的我什么感觉？”

第三步：仔细关注内心活动，注意那些跳入脑海中的杂念并快速抹去它们。

第四步：试着辨别你的感觉，并用文字描述它。

第五步：如果你很难辨别自己的感觉，可以与身边人探讨，必要时寻求帮助。

最后，找到可以比较准确描述你感觉的词，通过这些词来判断你是否存在情绪问题。如果你不能确定，可以通过专业的心理医生来帮助自己判断。

12 只要意志够坚定，是否就能抵御化疗带来的反应？

化疗带来的不良反应各种各样，有些症状比较轻微，予以恰当的处理会很快好转。但是有些严重的化疗反应常常让人难以承受。意志坚定并不能从根本上抵御化疗给躯体带来的反应。但是好的心态对癌症患者的影响尤为重要，坚强的意志可以调动自身的积极因素，减轻身体和心理的不适反应。在同样的化疗反应面前，意志力坚定的人应对化疗不良反应的心态往往比意志力薄弱的人更积极，并且有研究表明：精神活动通过脑神经细胞发出的信息可以提高机体免疫力。所以在整个化疗过程中，我们要坚定信心，不能消极对待。

13 疾病康复后如何参加社会义工活动，传播正能量？

随着医学科学技术的发展，越来越多的癌症已能被治愈，特别是5年生存率有大幅度的提高。很大一部分康复或者是癌症控制良好的患者回归到家庭、工作和社会之后，也希望做一些力所能及的事情来回馈社会。义工活动范围一般涉及助学、助老、助残、关爱弱势群体、关注青少年问题、关注环保以及一些社会公益性宣传活动。活动形式有线下小组活动和线上大讲堂互动。每个城市都有红十字会，当地的志愿者协会，还有各种民间自发组织的志愿者团队，或者有些医院会定期招募志愿者，大家都可以根据自己的情况来申请加入，来贡献自己的力量，帮助别人，传播正能量。

14 在抗肿瘤的道路上，如何才能够找到属于自己的同伴？

在这个网络发达的时代，互相联系，找到同伴是很容易的事情。一般医院的同一病区都是同种疾病的收治，病患之间可以互加微信或互相留下联系方式；还有很多的医院都有网站，而且有些临床科室也有自己的公众号和微信群，病患可以向主管医生或管理人员申请加入这些组织；有些特殊科室，还有科室自己组织的活动群，参加的人员为本科室病患，有康复的病患和正在治疗的病患；另外还有很多公益的网站和应用程序里都可以下载加入，能在里面找到更多病友，进行交流。

15 得了癌症，家人、朋友会不会嫌弃我？

据 2020 年的数据统计，我国每年新发癌症病例超过 380 万，每分钟就有 7.5 个人被确诊癌症。这巨大的数字不仅仅代表着癌症患者的痛苦，更影射了承载这些痛苦的癌症家庭。但是我们要知道癌症本身不具有传染性，而在整个抗癌过程中能陪伴我们的绝大部分是我们最密切的亲人和最真诚的朋友，如果他们是真心的对待你是不会嫌弃你的，但是癌症病程一般较长久，治疗费用较高，这本身就对癌症患者家属的家庭、心理造成较大的威胁，所以我们也要真心的、温柔的去对待他们，彼此体谅和理解。

16 总感觉因为生病给家人带来了负担，有这种感受怎么办？

肿瘤治疗是一个很漫长的过程，对整个家庭生活都会有很大改变，经济的负担、家庭照护者的负担，频繁的就医会给整个家庭造成比较大的困难，有很多患者会有愧疚感，觉得自己生病后拖累了家人，从而产生自责情绪。其实，在我们患病之后，最值得信任的就是我们的家人，家人也是最关心和最支持我们的人，他们对我们的爱都是无条件的，不求回报。但是我们也要知道家人在整个肿瘤治疗过程中也承受了很多的压力，他们也会产生悲痛、委屈、焦虑、矛盾等不良情绪。所以，作为身患疾病的我们也要多理解家人，接纳他们的这些情绪反应，适时的表达爱和感激。

17 癌症晚期，已经没办法了，如何无痛苦地走完最后的路？

肿瘤终末期患者大多数会出现疼痛、呼吸困难、腹胀、水肿等一系列症状，症状的控制在此时显得尤为重要。对于已无法治愈或者肿瘤控制疗效差的晚期患者来说，如何走好生命的最后一程才是我们需要做的事情。现在全国各地开设了很多安宁疗护病房和机构，他们有一个安静、舒适、温馨的环境，也配备了有安宁疗护专业知识的医护人员和工作人员，可以为疾病终末期或老年患者在临终前提供身体、心理、精神等方面的照料和人文关怀等服务，控制痛苦和不适症状，提高生命质量，帮助患者舒适、安详、有尊严地离世。

18 死亡可怕吗？死的时候痛苦吗？

死亡对于我们每个人而言都是不可避免的最终归宿，但又是每个人不愿意面对的现实。有研究表明：62% 的死亡恐惧不是来自于怕死，而是来自于对死亡的未知和恐惧；而患癌 5 年的患者会比患癌 2 年的患者更容易接受死亡。没有人有死亡的经验，也没有经验可以借鉴。患者可以通过阅读书籍，观看影片来了解死亡、认识死亡，只有对死亡有一定的了解才能克服死亡给我们带来的恐惧。同时，医学上判断死亡为心脏停止跳动、血压为零、自主呼吸消失，但在这个过程中，全脑功能并没有完全消失，我们的听觉仍旧能够清晰地听见周围的声音，这一刻，我们的身体是没有痛苦的。

第二节　家庭环境支持

01 作为一名肿瘤患者家属该注意什么？

作为一名肿瘤家属在得知自己的亲人身患肿瘤时不应只是难受和痛苦，应该保持清醒头脑，首先应积极诊治疾病，去正规医院寻求帮助，切忌病急乱投医。不要迷信不实宣传，相信科学。在患者面前应能够控制自己的情绪，不要让患者感觉到自己的焦虑及悲伤，用积极向上的态度影响患者，鼓励他与疾病做斗争。帮助患者建立新的爱好，树立新的价值观。疾病会给家庭带来一定的负担，时间长了，家属也难免有无助及无奈的感觉，要更多设身处地为患者考虑，帮助自己的亲人渡过难关，让患者充分享受生活的美好，树立信心，与病魔抗争。

02 如何提高照护者的居家照护能力？

如果有家人确诊肿瘤，那么整个家庭的生活将被打乱，作为家属会有一个角色的转变，处理不好，就会让生活一片混乱，肿瘤患者治疗时间长，在如此漫长的过程中家属会感到心力交瘁，这就需要家庭成员理清思绪，积极调动家庭力量，提高居家照护能力，这样才能让家庭运转回归正常。做好家庭护理，我们要掌握以下几个方面：①在照护开始时，可制定一份日常照护计划表，包括就医、服药、进餐、锻炼、休息等，尽量让照护者自己能有计划地进行照护，也让患者有规律的生活。②熟记患者就诊医院的病区医护办公室电话，最好能知晓主管医生的联系方式，居家期间有疾病及治疗相关问题，可及时咨询医护人员，并且了解家附近可急诊就医的医院信息。③经常查阅与患者疾病相关的专业知识的科普，比如通过各种杂志、视频、文献，来学习疾病的预防、治疗及护理的知识。④学习各种舒适照护技能，比如协助患者翻身、上下床、洗头洗澡、大小便护理、喂食等，这些技能看似简单，其实有很多技巧和方法，这里推荐一本中国台湾赵可式教授的《照护基本功》，里面内容很全面，可以帮助家人更好的照顾患者。⑤调整照护者自身的心情，并时刻关注患者情绪，在患者情绪烦躁或低落消极时要有更多的陪伴和倾听，帮助患者调整心态，找到生命的意义。⑥组织一个家庭会议，确定第一照护人和第二照护人等，分配好每个人的照护任务，以免有突发状况时手忙脚乱。

03 家属如何能让患者坚定信心，提高自身价值?

在患者得知身患肿瘤后，内心往往会发生非常复杂的反应，每个人的人生观、价值观、心理素质以及性格、修养也不相同，所以对患肿瘤所产生的心理也不尽一样，作为肿瘤患者家属应该如何帮助患者坚定信心，提升自身价值呢?

首先了解有关知识，正确认识肿瘤，患者自己对肿瘤要有正确的认识，需要了解一些肿瘤基础知识，了解目前医学界对肿瘤防治观点、研究动态以及发展趋势，恶性肿瘤不再是绝症。治愈后肿瘤患者其生活能力，比严重的糖尿病、心脏病等患者要强得多，治愈后的肿瘤患者可以有正常的工作能力，且轻松愉快地生活。其次勇于面对现实，树立坚定信念，要有勇于斗争、敢于胜利的决心，要树立一个强大的精神信念。

最后家属应多陪伴及关心，让患者保持良好的心理状态，保证吃好（注意营养与卫生）、睡好、休息好，能够增强自身抗癌能力，有利于肿瘤的治疗与康复。

04 作为肿瘤患者的家属如何缓解自己内心的不舒适情感，如何照顾自己？

肿瘤患者作为一类特殊群体无论在家庭还是社会都备受关注，但作为肿瘤患者家属这一类人群却缺乏关注。作为家属，陪伴着至亲抗击病魔，目睹着自己的亲人忍受痛苦却无计可施，那种无助感其实最折磨人，同时由于前途未知，还要承担着至亲可能会随时离去的不安，另外还有来自社会、经济、家庭、工作等各方面的压力。家属应该采取什么样的措施去调节自己的情绪呢？首先家属应积极面对疾病，首先要想清楚，即使情绪再悲观也对病情无利，相反保持积极良好的心态，一方面能够增强自己应对的信心，另一方面也能给患者带来更多的正能量，让他们能更加勇敢地去与疾病斗争。其次转移注意力，不要将注意力集中在悲伤的情绪中，多去运动，运动能够使自己的身体状态得到保持或增强，以应对之后会出现的各种情况。最后应多与医护人员沟通，在自身无法调节的情况下，寻求专业人士的帮助。

05 是否该告知肿瘤患者疾病发展的实情？

面对疾病或治疗所带来的不适，患者的不知情就容易产生猜测，这种猜测会让患者感到孤独无助，对治疗和康复都极为不利。特别是在生命末期，如果被隐瞒实情，会让患者没有机会提前准备，许多心愿无法完成，从而带着遗憾离开人世。那么作为家属，因为向亲人隐瞒疾病，自身也会感到自责和难过，当疾病进一步发展时，却只能用一个又一个的谎言继续隐瞒，这样更会导致身心疲惫，无法为患者提供有效支持。所以在整个疾病治疗过程中，除非患者自我意愿不想知晓实情，其他情况我们都建议家属能告知患者实情，尊重患者的知情权和自主权，让患者参与治疗决策，而不是将患者置身事外或取代他去做决定。您要做的是用爱去陪伴患者，共同面对和解决整个肿瘤治疗期带来的困扰和问题。

06 家属应如何告知病情?

（1）当患者想知晓病情时，不要说谎，如实的告知实情。

（2）面对患者的询问，但是家属不知如何回答时，不妨用提问的方式开场："你自己认为是怎么样的？""检查结果出来了，你想不想自己看看？""你觉得这些不舒服的感觉是什么情况？"

（3）在告知病情过程中，应观察患者的情绪和接受能力，从而调整告知的内容和节奏，并要征求患者的意见。

（4）如果家属不忍心告知患者坏消息，可请医护人员或另外亲密家人和朋友代为协助。

（5）在疾病告知过程中，应帮助患者建立信心和希望，这个希望是符合疾病发展的，并不是盲目的承诺和虚拟的假象。符合实际的希望能激发患者内心潜在的力量，从而更好地配合治疗，加速疾病的康复。

07 如何应对肿瘤患者的情绪反应?

肿瘤患者在不同的疾病阶段有不同的心理情绪反应，有焦虑、烦躁、沮丧、愤怒、孤独、绝望等。作为家属，看到亲人被这样的心理精神痛苦所折磨，经常感到心痛和无助，不知如何应对。首先家属要做好关注和陪伴，做一个好的倾听者，患者的情绪困扰一般表现在以下 6 个方面：①躯体带来的不适感。②不了解病情。③角色的改变。④对家庭的愧疚感。⑤自我形象的改变。⑥失去希望，找不到生命的意义。家庭照顾者要先试着了解肿瘤患者是因为何种原因导致情绪困扰，才能采取有效的策略，来提供相应的支持。如果家庭成员不能处理，可以带患者到正规医院心理科就诊，在专业医护人员的协助下来帮助患者。

第七章
暖心指导

01. 化疗疗程结束后应该何时复诊？

02. 肿瘤患者复诊哪些内容？

03. 化疗后多久去医院验血？

04. 做完 ECT/PET-CT 检查后需要注意些什么？

05. 肿瘤患者可以有性生活吗？

……

01 化疗疗程结束后应该何时复诊?

患者在完成化疗疗程后，通常每2~3个月复查一次，3年后随着复发可能性的逐渐下降可半年复查一次，5年后则可每年复查一次。

02 肿瘤患者复诊哪些内容?

肿瘤患者在积极治疗抗肿瘤时，要注意定期复查血液化验：血常规、肿瘤标志物、肝肾功能检查，相应部位的彩超检查、CT检查、磁共振检查，现在科学技术发展得比较好，有条件的话可以直接做一个PET-CT检查。

03 化疗后多久去医院验血?

患者在一个化疗周期中完成化疗后，常在化疗后3~5天、7~10天、2周左右复查血液化验。检测药物治疗的不良反应。

04 做完ECT/PET-CT检查后需要注意些什么?

多喝水，有利于加快显影剂的代谢。做完检查后不要马上离开，听从医生安排，确定不需要补充检查后方可离开。检查使用的显影剂是放射性药物后，应嘱受检者12小时内多饮水，加速体内残留药物的排出，

24 小时内避免与孕妇及婴幼儿近距离接触，不去公共场所。

05 肿瘤患者可以有性生活吗?

只要身体条件允许，可以有适当的性生活。但在某些情况下，对癌症患者是有危险的，如在手术恢复期、接受放化疗期间，经历身体免疫力功能低下的阶段。治疗结束或者患者病情稳定，体力恢复好，可以考虑有适当、规律的性生活，以协调夫妻关系。

06 肿瘤患者性生活会传染吗?

到目前为止，没有发现癌症发生传染的令人信服的证据。肿瘤患者不会通过接吻、性生活等密切的接触传染给对方。提倡性生活时采用避孕套。

07 化疗治疗后，还能不能生孩子?

化疗对生育的影响主要集中在细胞毒性，长时间使用容易引起精子、卵子的存活率下降，导致受孕能力下降。化疗后需要一段时间来恢复身体，如果有生育计划，应与医生充分沟通和讨论后，根据个人情况和医生的建议再做决策。

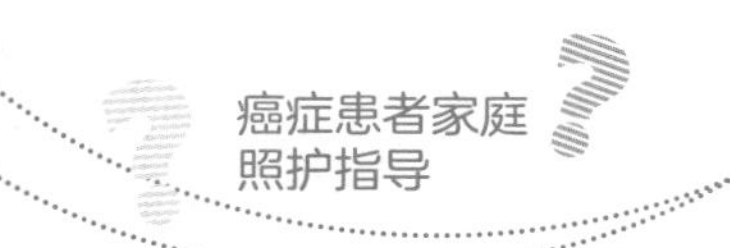

08 化疗前去做精子冻存，需要去什么机构或医院？费用怎么样？

精子冻存是目前相对应用较为广泛和易于接受的保育方案，是基于体外生殖技术而发展起来的，冷冻复苏后精子和新鲜的精子具有相同的受精能力，可以去有生殖中心的医院咨询相关事宜。

09 怀孕期间得了癌症，需不需要终止妊娠？

如果是孕妇在怀孕期间患上癌症，临床数据资料表明，妊娠可以促使肿瘤的复发和转移，也会给治疗带来很多困难，影响疗效。一般情况下孕妇患上癌症，如果是癌症的早期是不容易给孩子造成影响的，但是在怀孕 8~10 周之前，是胎儿器官形成的时期，所以要做好防护工作。如果孕妇发现癌症已经到了中晚期，则需要终止妊娠，尽早治疗肿瘤疾病，这是因为癌症发展到一定阶段之后会出现多种并发症，这些并发症都会不同程度的影响到胎儿健康，因此终止妊娠才能保住孕妇的生命，并且也可以避免胎儿畸形或者出现先天性疾病。

10 怀孕后期得了癌症，准备生下孩子，孩子会携带癌症细胞吗？会遗传吗？

妊娠合并恶性肿瘤可增加孕期流产和早产发生率，增加了母体发病率风险以及不良妊娠结局风险。孕晚期诊断恶性肿瘤的患者，多数可继续妊娠至分娩，但容易发生早产。身患癌症的孕妇把癌症传给孩子的概率很低，但依然有一定的可能性。癌症是基因突变形成的，一些基因突变可能会传递给后代，但遗传也并非直接致病，只是会增加其风险性。多数癌症是遗传和后天环境因素影响的结果。

11 自体干细胞移植后能正常生育吗？

这取决于您在自体移植前做的所有化疗以及动员方案和大剂量化疗时用的药物，是否有严重影响生育的药物，具体可以咨询您的主管医生，您用过的方案是否已经严重影响了您的生育功能。如果没有使用此类药物，患者的一般状态良好，那么还是可以正常生育的，您可以去医院做个生育前的检查。一般建议治疗结束 3 年后再怀孕，一方面体内毒素已经基本代谢完毕，另一方面，3 年后的整体复发率可能会低一些，这样也比较有把握。同时建议患者要注意休息，不要劳累，饮食清淡忌烟酒，注意保暖。

12 乳腺癌手术后乳房没有了，该如何重新找回女人的自信？

爱美是女人的天性，乳腺癌患者也不例外，乳房的缺失，最常见的修复方法是植入假体或自体组织重建，而乳房重建可以让乳腺癌患者重拾自信，但由于自体组织不足，或需要行双侧乳房重建，使得自体组织重建受到了限制。硅胶假体重建基本满足广大女性需求。一般进口硅胶假体费用基本在两万左右，如果需要用到补片等材料或联合自体皮瓣修复使外形更美观自然，费用则更高。当然，化妆也可以让乳腺癌术后患者从视觉上变“美”，可以给患者带去愉悦的感受，增加抗癌的信心，找回女人的自信。

13 一侧乳房切除，又经过了化疗，如果怀孕另一侧乳房能哺乳吗?

乳腺癌术后放化疗后患者选择生育，需慎重考虑。一般不建议还在治疗的患者进行哺乳，因为化疗、内分泌治疗、靶向治疗等全身治疗方法，很多细胞毒性药物是会排泄到母乳中的，从而影响婴儿的健康。接受放化疗的患者进行母乳喂养，患者会有发生乳腺炎的风险，而乳腺炎的发生也会给后续治疗带来影响。当然，如果您已经结束乳腺癌相关的治疗，包括内分泌治疗后，经专科医生综合评估后，只要身上还留有一个乳房就可以进行哺乳的，不存在明显的风险，反而母乳喂养可以减少肿瘤复发的风险。

14 造口有异味，不敢和朋友家人靠近，怎么办?

肠癌患者做肛肠造口，临床上称之为“造口人”，他们担心造口会使身上产生异味，或是造口袋意外鼓起，在社交场合很尴尬。建议造口朋友们选用合适、密闭的造口护理产品，来帮忙加固底盘与造口袋，防止排泄物泄漏、异味涌出。同时可以定期用温水毛巾擦拭造口周围皮肤，待皮肤晾干后佩戴造口袋，这样能起到减少异味的作用。另外，在外出或参与社交时，请尽量避免食用以下食物，如：萝卜、豆类、乳制品、碳酸饮料等易胀气食品；洋葱、韭菜、蒜等易生成异味的食品；牛奶、冷食、辛辣物等易导致腹泻的食品也尽量少吃。也可以常备凝胶除味剂，帮助消除相关异味、防止鼓气。

15 气切后有个气切套管，很难看，怎么办？

因疾病原因行半喉切除患者，可能放一段时间，后期可以经过手术取掉行缝合，只是暂时性的，所以需要坦然接受，缝合后就跟正常一样。行全喉切除的患者，是终身需要佩戴的，必须正确认识这个套管是呼吸的通道，生命的要道，不管难不难看，首先肯定是生命第一。为了美观我们可以给它外面带个喉罩，比如自制个无纺布或者纱布的喉罩，也可以在银器店打一个尺寸合适的中间有小露口的轻便银块，便于透气，像佩戴玉石一样的，给它戴在脖子里，帮助修饰，遮挡一下气切套管，这样可以减轻患者的顾虑，增加自信。

16 皮肤变黑可以考虑做美白的美容项目吗？会不会有什么损害？

可以寻求医生的建议，使用一些比较温和无刺激的美白产品。但是这种方法治标不治本，因为是化疗的不良反应才导致皮肤变黑。可以食用一些能够帮助抵御紫外线或者美白的食物，比如富含维生素的橙子、柠檬、西红柿等。注意饮食清淡，不要吃油腻辛辣的食物，以易消化和有营养为主。也可以使用中草药全面调理，进行综合治疗。

17 手术后疤痕比较明显，可以使用去疤药膏吗?

可以使用。疤痕药膏里面的营养物质在涂抹过程中可以起到淡化色素的效果，对于皮肤的修复可以起到促进作用，可以降低疤痕残留的概率。在涂抹疤痕膏前要做好过敏原检测，可以在手腕部位或者耳后部位进行测试，避免出现过敏和感染风险的发生，对皮肤屏障的血不会造成不利影响。在护理期间要保持局部的清洁干燥，减少发性食物的摄入，也要避免烟草的摄入。

18 肿瘤患者可以进行染发、烫发、纹眉、美甲、激光祛斑等美容吗?

癌症患者建议不要染发、美甲。染发的时候使用到的化学成分对于身体健康会造成影响，其中的苯二胺对于肾脏还会造成刺激，容易导致肾脏疾病，还会产生毒性和不良反应。如果患者本身肾脏功能存在问题，此时染发对于疾病的恢复以及疾病的治疗都会造成影响，还有导致新型恶性肿瘤出现的可能性。美甲可以考虑使用水性指甲油，传统的指甲油可能含有有毒化学物质。

正规场所纹眉是可以的，纹眉是用一种对身体没有危害的染色剂对眉毛部位进行漂染，虽然有些染色剂对皮肤是会有一些微小的负面影响，但是在经过一段时间之后就能从身体中代谢出去，不会一直残留在身体中。

激光祛斑不适用于正在服用抗肿瘤药或免疫抑制剂的患者，容易出现并发症。

19 肿瘤疾病是否会传染？化疗后是否可以和家人一起用餐？

可以。恶性肿瘤病因分为两个方面：外源性因素和内源性因素。外源性因素主要有不良的生活习惯的影响，环境污染对人体造成伤害，对身体的刺激和创伤等。内源性因素主要包括遗传因素，免疫的缺陷，体内激素水平的异常即内分泌因素等。恶性肿瘤并不会像细菌和病毒一样由一个人传染给另一个人，人类对于恶性肿瘤的斗争具有悠久的历史，目前还没有证据表明肿瘤会传染。

20 化疗患者居家环境有什么要求？

房间色调应淡雅、协调，不要太大反差，力求柔和；房间家具不宜过多，实用、安全、方便患者的生活起居；房间避免噪音，特别是患者睡觉时，尽量保持安静；每天定时开窗通风，根据不同季节选择适宜的通风时间；房间的温度 18~22℃，湿度 50%~60% 为宜，可根据个人对温度、湿度的敏感程度来调节。

21 化疗后与孕妇、婴幼儿住一起需要注意什么？

化疗药物一般是不会通过患者唾液、排泄物感染胎儿的，也不会通过环境影响其他人。

化疗后的患者机体免疫力急剧下降，甚至不如婴儿的抵抗力，宝宝身上也可能携带较多的细菌，对于正常人一般是不构成威胁的，但对于化疗的患者来说，就有可能会诱发感染。建议化疗后注意加强防护，避免到人多混杂的地方。

22 化疗结束就要回家带孩子，可以抱她们吗？

化疗药物大部分经肝脏和肾脏排泄，最后以尿液和大便排出，在家要注意大小便后马桶的清洁，药物排泄时间不一，大致在一周左右，有些则需要更久的时间。抱孩子不会对小孩产生影响。但化疗后对身体各个方面会产生影响，胃肠道反应、骨髓抑制、肝肾功能损伤等等，容易出现疲乏、睡眠不安、食欲下降、恶心呕吐等症状，还易产生苦恼、悲伤等负面情绪，对患者的情绪和日常活动带来不良影响。若化疗结束后人体虚弱，精力不足以照顾小孩，在带孩子中出现头晕、乏力等症状时，怀抱中的孩子，安全得不到保障，孩子哭闹也会影响患者情绪，消耗精力，应待身体逐渐恢复后，在保证安全的前提下再照顾孩子。

23 碘 125 粒子植入治疗出院后要隔离吗？如何使用铅衣防护？

碘 125 粒子植入后，会发射出 X 及 γ 等射线，植入后均会给医护人员和周围人群造成一定的辐射，出院后应进行隔离，防护措施为距离防护、屏障防护和时间防护。随着时间的延长和距离的增加，辐射量减弱，60 天后为植入时的一半。在出院后，特别是 2 个月内不要与家庭成员近距离接触，距离至少应保持在 1 米远，尤其是孕妇及儿童，不得与患者同住一个房间。患者不得到公共场合活动（除医院就诊外），缩小活动范围。如果遇到必须和他人近距离接触时，患者根据粒子植入的部位和数量，穿戴不同类型的铅防护用品，颈部病灶采用颈围、胸部采用背心、腹部采用围兜、盆腔会阴部采用围裙等，以减少对家庭成员及周围的辐射。

24 生病之后，能同时兼顾工作吗？

生病之后，能否兼顾工作应看患者疾病特点，进行的治疗方案和工作性质。肿瘤患者需住院治疗，手术、化疗、放疗都是肿瘤治疗的主要手段，手术后患者日常生活依赖他人，日常生活不能自理，而放化疗的治疗周期长，往往需要患者花费大量的时间和精力，关注点也会集中在疾病治疗及康复上。而化疗药物及放疗的不良反应，体质弱，使患者治疗过程中还会产生苦恼、焦虑、乏力等症状，往往需要家人陪伴。患者在开始治疗前暂时放下自己的工作，提前安排。若患者的工作性质不需要花费太多的时间和精力，患者能保证治疗的情况下，也可以兼顾工作。

25 自体移植结束后，多久去上班比较合适？

自体干细胞移植前患者经历了大剂量的化疗或放疗，患者体内的造血系统和免疫系统被摧毁，造血干细胞移植治疗成功后造血系统逐渐恢复，血象各指标达标后，患者出仓。但是患者的免疫系统尚未恢复，需要十分小心，也需要预防细菌、病毒、真菌、结核及寄生虫等感染。移植前封闭式治疗过程长，并发症多，患者的心理随病程进展而起伏不定。在移植恢复期常表现出忧虑、依赖、急躁等情绪。移植后应最大限度地减轻躯体的病痛，满足必需的精神需求，使患者有最佳的生理、心理状态，这时才可以考虑去上班。

26 治疗全部结束后，是否能参加一些力所能及的工作、学习或家务？

中国古代医家提出“久卧伤气”的养生理念，提醒我们劳逸结合、适度运动，有利于人体正气的维持。不提倡肿瘤患者一味地休息，适度的运动可以促进机体新陈代谢、组织含氧量增加，可能改变身体里适合肿瘤生长和转移的微环境。肿瘤康复期提倡和缓的运动，比如太极、慢走，可提高各期肿瘤患者的免疫功能，还能改善患者失眠、焦虑、癌症相关的疲劳感。待身体机能恢复后，适当的参加一些家务、工作及学习，当然不能选择体力较大的工作，选择轻脑力活动为主，边工作或学习边适当锻炼身体，让自己强壮起来，增强体质。更要有一个规律的作息习惯，特别是晚上不要熬夜，时间长了会让您的身体更加的虚弱，不利于身体健康。

27 月经期能进行化疗吗？

目前暂无研究及文献明确表明月经期不能进行化疗。临床上存在化疗期间月经来潮，延迟进行化疗的情况，主要是因为女性月经期间免疫力较低下，身体状况相对较差，错开月经进行化疗的目的是缓解化疗反应，提高患者化疗耐受性。化疗可能会增加患者经期不适，对于有些合并较重的经期紧张综合征或痛经、月经量过多的患者，可根据情况适当避开经期化疗。月经期对于一些药物的不良反应的观察有一定影响，如环磷酰胺可能引起出血性膀胱炎，使尿色变红，尿常规出现红细胞，而月经期也会出现上述改变，根据情况可以适当避开经期用药。

28 乳腺癌化疗时来月经对治疗效果有影响吗？

女性卵巢对化疗毒性反应比较敏感，化疗药物常常损伤卵巢功能，导致患者月经状态改变，使患者在接受化疗期间出现月经不规律，甚至出现停经现象。乳腺癌化疗期间是否来月经，或者月经规律性有没有发生改变，主要反映女性患者的机体内卵巢对化疗的反应度，即乳腺癌化疗药物对卵巢功能的影响有多大。所以对于乳腺癌患者，在化疗期间是否来月经，仅代表患者卵巢受到化疗药物影响的大小，不代表肿瘤对化疗药物的疗效，也不代表乳腺癌疾病的好转或者恶化。

第八章
头颈部症状居家护理

01. 化疗期间总是口干正常吗？
02. 化疗时喝多少水合适？
03. 喝了好多水为什么还口干呢？
04. 出现口干舌燥有什么好办法？
……

第一节　口干

口干症为多种因素引起的口腔常见症状，它是一种自我感觉，而非一种独立性疾病。可分为唾液量减少引起的真性口干和无唾液量改变的假性口干两大类。口干可影响患者的语音、咀嚼、吞咽以及义齿佩戴。只要患者以口干为主诉，就可以诊断为口干症。

01 化疗期间总是口干正常吗？

口干症的病因复杂多样，最常见的是药物引起的口干，其次是放疗和舍格伦综合征（又称干燥综合征），其他因素还包括焦虑、压力和营养不良等。化疗期间因使用化疗药物及其他辅助治疗药物，口干的发生率可高达 60% 以上。其严重程度与化疗周期、化疗药物的毒性累积关系密切，化疗次数越多的患者，口干症状的发生率及严重程度越明显。加上常用的止吐药、抗过敏药、镇静安眠药、利尿剂、解痉药等也会引起口干，属正常现象，无需过度焦虑。

02 化疗时喝多少水合适？

化疗期间每天的饮水量一般要求达到 2000~3000ml，当然还得因人而异，不同患者、使用不同的化疗药物、使用不同剂量的化疗药物都会有差异。通常喝水我们指的是喝白开水，但化疗期间本身胃口会受影响，甚至出现恶心、呕吐，会觉得白开水难以下咽，我们也可以用淡茶水、花茶水、新鲜蔬果汁代替，但要注意：服药还是白开水最合适；在化疗开始前就可以少量多次饮水，而非化疗开始后；当然睡前建议不再大量饮水，以免夜尿增多影响睡眠。

03 喝了好多水为什么还口干呢?

化疗药物会导致口腔腺体受损，涎腺、唾液腺分泌减少，口腔失去湿润的环境，出现不同程度的口干症状，这属于唾液量减少引起的真性口干，喝水只能暂时恢复口腔湿润环境，不能持续有效，因此饮水需要少量多次。也可以增加摄入水分充足的水果，尤其是酸味的新鲜水果，还可以咀嚼无糖口香糖、木糖醇等来刺激唾液腺分泌，从而改善症状。待化疗结束后口腔腺体细胞恢复，口干症状会有所缓解。

04 出现口干舌燥有什么好办法?

除了饮水、多食水果蔬菜、咀嚼口香糖以外，还可以尝试饮用生津茶、金银花露、乌梅汤等；可以使用专用的漱口水、凝胶、喷雾剂、人工唾液等减轻不适，并替代一部分唾液的功能；中医认为现代化的治疗手段与肿瘤的高代谢导致患者脾胃虚弱、气阴不足有关，需补益脾胃、养阴生津、辨证施治，以防治口干，所以中医调理也是不错的选择；另外还可以进行药物治疗、基因治疗以及针灸电刺激等，同时还要注意口干容易伴发龋齿及口腔真菌感染，注意保持口腔清洁。

第二节　口腔溃疡或喉咙疼痛

01 化疗期间口腔溃疡常见吗?

口腔溃疡是肿瘤患者化疗最常见的并发症之一，据相关研究报道接受标准化疗剂量的患者，口腔溃疡发生率约为66%以上。化疗药物细胞毒性加重癌症患者细胞和体液免疫功能缺陷，易导致口腔的生理屏障受损，使原有的致病菌通过创面引起局部或全身的感染；化疗后骨髓功能受抑制，中性粒细胞减少，加之饮水进食少，口腔寄生的正常菌群大量繁殖，口腔自洁作用减弱从而破坏口腔内环境，导致口腔黏膜受损而形成口腔溃疡。

02 为什么化疗期间容易引起口腔溃疡及咽喉疼痛?

化疗是治疗肿瘤疾病的重要手段，但各种化疗药物均有一定的不良反应，处理不好，可因诱发各种并发症而导致严重的后果。口腔黏膜炎是肿瘤化疗患者较为常见而严重的并发症，其发病率高，危害严重。患溃疡性口腔炎时，除了口腔局部症状外，可有全身症状。由于溃疡引起疼痛，不愿进食，严重时因进食、进水不足，而发生脱水、酸中毒、消瘦及营养不良等，不仅影响化疗患者的营养供给和治疗的连续性，而且也是致死性感染的主要因素，直接影响化疗的成败。据有关文献报道，64

%的化疗患者其败血症是由于口腔黏膜炎所至。

03 出现口腔溃疡及咽喉疼痛，我们该如何处理?

如果出现了口腔溃疡，可以用西瓜霜喷雾喷在溃疡面上加速愈合；如果出现了咽喉疼痛，可以服用糖浆慢慢咽下去，让糖浆在咽喉部形成保护膜。出现口腔溃疡和咽喉疼痛后，一定要吃软质、湿润、易于吞咽的清淡食物，拒绝刺激性食物，如辣椒、烟酒、干燥的食物。

04 口腔溃疡长期不治有什么危害?

发生口腔溃疡后会使患者的日常活动，包括进食、喝水、吞咽、说话变得困难甚至无法进行，严重者会导致营养不良、机体免疫力下降、影响肿瘤治疗时机。此外，致病菌可通过溃疡面侵入导致败血症，甚至危及患者生命。

05 长了口腔溃疡，我们怎么吃东西？

化疗患者常因发生口腔溃疡影响咀嚼和吞咽，而避免经口摄入饮食，唾液变得黏稠，使营养得不到及时补充，加重口腔溃疡的严重程度，延长了病程。因此，化疗期间需给患者提供充足的营养，选择患者喜好的食物及进食方式。给予患者高蛋白、高维生素及含碳水化合物丰富的食物，避免生硬、粗糙、酸辣、刺激性强及过冷过热的食物，避免黏膜损伤而加重感染。

06 如何缓解口腔溃疡引起的疼痛?

口腔溃疡是恶性血液病化疗后常见的并发症之一，常伴有剧烈的疼痛。在漱口液中加入一定比例的局麻药，可以缓解疼痛。患者疼痛缓解，增强了战胜疾病的信心，同时可以增加进食，提高机体抵抗力，促进溃疡的愈合，保证化疗的顺利进行。

第三节　吞咽困难

01 吃东西感觉堵在喉咙口，下不去是怎么回事？

您可能出现了吞咽困难，它是由于颌面（面颊、下巴）、口腔、咽喉、食道等组织器官的结构或功能被破坏，导致不能安全、有效地把食物运送到胃里，它主要表现有：吃饭时或者饭后咳嗽、清嗓子，或容易被食物噎住；喉咙常常觉得紧绷绷的，不能控制好食物在嘴里的位置；总觉得有食物卡在喉咙或胸口；嚼东西的速度变慢，吞东西费劲，或不能控制吞咽的速度；饭后，嘴里有很多食物残渣；吃饭或喝水时，容易流鼻涕、流口水，食物从嘴里流出。

02 咽不下去可以拼命用力吞咽吗？

不能，咽不下不要强咽。一旦咽不下去，要用手或吸引器将食物取下来。

吞咽困难不严重时，应少量多餐。勿食干硬的饭食，可选择又软又烂的食物，如蛋羹、果子冻、蛋糊、肉糜、磨碎的谷类冲调食品、冰激凌、酸奶、牛奶等。也可将固体物品切成小块，浸泡在肉汤、果汁、蛋黄酱中食用。在流质饮食中，稠厚的混合饮料更为安全些，因为吞咽困难时液体很容易误入气管，引起呛咳，甚至窒息。另外应该注意的是，乳制品虽然能提供较多的蛋白质和热量，但牛奶里的酪蛋白质会增加咽

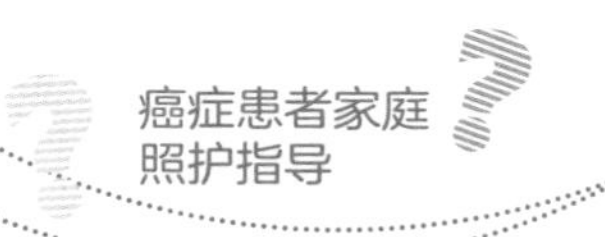

喉部的黏液，从而加重吞咽困难，因此应用少。

03 吃东西容易卡在喉咙下不去该怎么治疗？

如果是由溃疡引起，可以酌情使用镇痛药物，同时注意口腔清洁、应用有利于口腔黏膜恢复的药物。如果是肌肉或神经损伤造成的吞咽困难，可以适当给予营养神经的药物进行治疗。如果是头颈部进行了手术治疗、化学治疗、放射治疗所引起的不良反应，可能只是因为口咽部疼痛、肿胀、发干引起了暂时的障碍。

您也可以这样做：

（1）选择适当的姿势。

适当的姿势有助于减轻吞咽困难。如果患者卧床，坐起的时候可以用一个楔形的垫子靠在后背，并尽可能坐直。如果患者可以下地，可以坐在一个高靠背的硬椅里，有后面放置枕头，脚放在踏凳上或地板上。无论是在床上还是在椅子上进食，均应让患者保持坐直、下巴内收的姿势，这样容易完成吞咽动作。

（2）选择进食的方法。

①饭前做唇、舌、下巴的准备运动，并端坐使下巴内收 15 分钟。

②用汤匙盛食物，然后放在舌头中央（如果舌两侧运动功能不一致时，应放在运动功能较强的一侧），轻轻地往下压。取勺时注意勿碰到牙齿。

③如果口腔肌肉功能障碍，那就需要患者自己或护理家属用手法来进行帮助。即：用中指勾在下颚骨（俗称：下巴）的后面，轻柔并且持续用力，以便让下巴上抬闭住做吞咽，这个力量还能间接控制舌头的运动。同时，把拇指放在下颌关节上，食指放在下巴与下唇之间，保证口腔的闭合。

④如果下巴运动正常，只是舌头活动不便的话，患者或护理家属可在吞咽时用中指或拇指放在下巴后面给予帮助。

⑤如果下唇无力，食物会从口腔里掉出来，那么在取出汤匙后，可把食物放在唇上部，中指放在唇下部，帮助它们闭合起来。

⑥在准备吞咽时，如果患者或护理家属把一只手放在头顶上，轻柔而有力地向下巴压下去，就可以减少咽喉部的紧张。待开始吞咽时，还需用另一只手轻巧地搬动喉结，以帮助完成吞咽动作。

⑦喝水时，可在杯子边上挖一个容得下鼻子的缺口，那患者喝水时不用后仰，引用较为方便。

⑧如果端杯喝水有困难，可以用吸管。如果患者吸吮能力较差，可将吸管剪短些，以节省力气，或者将细吸管的下端伸入杯底，用手按压住顶端，然后取出管子将下端送到患者嘴里，松开压顶住的手指，患者就可以喝到液体了。

04 东西吃不进去怎么来获取营养?

东西吃不进的患者可以通过以下两种方式补充营养。

（1）通过鼻饲的方式补充营养，从鼻孔下鼻管，把每天吃的食物肉、蛋、奶、豆菜、谷物做成食物匀浆，通过胃管注入体内来为机体补充营养。

（2）通过静脉的方式为机体补充营养，就是把机体所需要蛋白质、维生素、微量元素、水分等各种物质，按照机体所需要的量成比例的配成静脉营养液，通过静脉输入体内为机体补充营养。

05 吃东西咽不下去需要留置鼻饲管吗?

不一定，对于轻中度吞咽困难患者在早期我们可以进行分期摄食训练，以促进患者吞咽功能的恢复和重建，防止咽下肌群的萎缩。吃东西咽不下去时，一开始就采用留置鼻饲管，患者会缺乏主动的吞咽训练，不利于康复。对于重度吞咽困难的患者，我们才会采用留置鼻饲管，但持续时间不能过长，长期运用可能会导致吞咽肌群的失用性萎缩。

06 吞咽困难做康复锻炼能改善吗?

能。吞咽障碍的康复训练可分为间接训练（基础训练：口唇闭锁练习、下颌运动训练、舌的运动训练、冷刺激、构音训练、声带内收训练、咳嗽训练、促进吞咽反射训练）和直接训练（摄食训练：体位和食物的选择、一口量、调整进食速度、咽部滞留食物的去除法）。不用食物，只是针对吞咽功能障碍所进行的间接训练（基础训练）；应用食物，通过调整进食的体位及食物性状，并指导应用辅助吞咽动作等改善吞咽功能的直接训练（摄食训练）。间接训练从预防失用性功能低下、改善吞咽相关器官的运动及协调动作入手，为经口腔摄取营养做必要的功能性准备。由于间接训练不使用食物，安全性好，因此适用于从轻度到重度的各类吞咽困难患者。间接训练一般先于直接训练进行，直接训练开始后仍可并用间接训练。

第四节 头晕、耳鸣、失眠

01 经常出现头晕正常吗?

头晕，是一种常见的脑部功能性障碍，也是临床常见的症状之一。主要表现为头昏、头胀、头重脚轻、脑内摇晃、眼花等感觉。引起头晕的原因比较复杂，最常见于高血压、高血脂、神经症、贫血、心律失常、脑血管痉挛、脑动脉硬化、颈椎病、暂时性脑供血不足。另外，耳石症的患者也会出现同样的现象，贫血、睡眠不足也会出现头晕，所以应该根据不同的临床表现，以及头晕发生的时间等多方面的因素来作出判断。建议多注意休息，避免劳累受凉，平时低盐低脂饮食，及时就医。

02 出现头晕是不是表示脑转移了?

头晕常见于迷路、前庭神经、脑干及小脑病变，亦可由心血管疾病、贫血等血液病，颈椎病或神经症甚至是一些口服药物而引起。出现头晕要首先考虑上述病症，如果伴随有头晕反复发作、加重或原发疾病的症状加重，则须至医院就诊，进行相关检查；若要明确有无脑转移则需行神经影像学检查。

03 出现头晕应该怎么办?

当患者出现头晕时，需马上取平卧位卧床休息。如有呕吐感，将头偏向一侧，解开衣扣，避免呕吐物呛入气道，保持呼吸道通畅。家属应检查患者的神志、呼吸、血压、脉搏等生命体征变化；患者身边备有氧气袋或氧气瓶的，在患者眩晕发生时可首先应用。待症状缓解，需及时就医，查明病因，就医前记录患者用药情况：药名、药量、服药时间，以便向医生陈述。症状如不缓解，应立即拨打“120”急救电话。

04 出现头晕要注意什么?

患者如果出现头晕耳鸣的症状，一定要正确地对待，不要置之不理，也不要惊慌失措。头晕的原因有很多，若头晕反复发作则应该到医院做详细检查，检查出病因再积极地配合治疗。不能认为这是小毛病，睡觉就会好，也不要认为是大的疾病到来，不敢面对。具体的自我护理措施有以下的几条：①调节情绪：应正确对待自己的疾病，既不要抱“无所谓”的态度，也不要忧心忡忡、提心吊胆。应保持乐观的情绪、舒畅的心情，避免情绪波动，如着急、恼怒、紧张、恐惧、焦虑等。②注意安全，防止意外。出现眩晕期间最好有人陪同照顾，注意下床、上下楼梯、如厕等日常活动的安全。③注意饮食调养。饮食宜清淡、富有营养，可食用鱼、瘦肉、蛋、蔬菜、水果等食物，而肥腻辛辣之品（如肥肉、烟、酒、辣椒、胡椒等），不宜多食。④注意加强锻炼，增强体质，提高抵抗能力。但应注意劳逸结合、避免劳累、睡眠要保持充足。⑤进行有针对性的前庭康复训练，前庭康复训练须在医生指导下，由慢而快，循序渐进，持之以恒。⑥耳石症患者复位后避免头部剧烈运动、避免患侧卧位2~3天，头部适当抬高2~3天。

05 出现头晕有没有药物可以缓解呢?

如以上问题所答，头晕可以作为多种系统疾病的临床表现，因此对于眩晕这类问题，其病因不同后期处理的方式也会不同，并不能笼统的讲出现头晕后吃某种药物即可解决，一定是针对患者的病因去做有针对性的相应处理才是最有效的。如果患者所呈现的不是普通的头部昏沉感，而是严重到出现了明显的天旋地转眩晕的发作，一般会临时给予患者抗组胺类止晕的药物，或者恶心呕吐明显的时候给止呕的药物来缓解症状，这类处理属于对症处理。待症状发作的间歇期去医院治疗时，多是针对病因进行相关的治疗。所以要处理眩晕，还是应该采取针对病因学、分型，有效、有针对性地治疗才是最妥当的。

06 化疗后为什么会耳鸣?

化疗后出现耳鸣的症状可能是由于身体虚弱所导致的，也有可能是化疗药物引起不良反应所导致的。耳鸣通常会出现耳道分泌物增多和听力下降的症状，平时一定要注意耳道内清洁，避免细菌感染。耳鸣严重必须听从医生的指导，使用药物进行治疗，用药期间按时按量，不能私自停药或减量，尽量处于安静的环境服药，能有效缓解耳鸣的症状，平时可以多吃一些清淡的食物。

07 久鸣必聋是真的吗？

民间有种说法是“久鸣必聋”，意思是长期耳鸣最后就会变成耳聋。由于引起耳鸣的原因有很多，有生理性因素，也有疾病因素，若是生理性因素引起的，往往问题不大，并不会导致耳聋。若是疾病引起的耳鸣，问题久久得不到解决，耳鸣有可能会发展成为耳聋。所以“久鸣必聋”这种说法并不准确，耳鸣并不一定会耳聋，若反复出现耳鸣，应该先找出引起耳鸣的原因，及时把相应的问题解决，耳鸣就会得到缓解。

08 化疗后为什么会老是睡不着?

化疗后失眠有以下几种原因：第一，化疗过程中的辅助用药为地塞米松，地塞米松的作用机制广泛，在化疗过程中非常重要，在血液系统肿瘤中，地塞米松有直接的抗肿瘤功效，在乳腺癌治疗过程中，地塞米松有止呕、抗过敏、降低血通透性以减少多西他赛后发生水肿的作用。往往使用地塞米松后，会使患者产生兴奋。第二，化疗后造成体内的内分泌系统紊乱。化疗药损伤卵巢功能，对于绝经前女性，化疗后常常会造成体内雌激素水平下降，造成月经紊乱及闭经，常会表现出更年期症状如潮热、盗汗、失眠等。第三，焦虑情绪及其他不良反应引起的睡眠障碍。很多肿瘤患者都存在焦虑、抑郁情绪，所以容易造成睡眠不好。另外其他化疗相关的不良反应，如恶心、呕吐、肌肉酸痛等也可引起夜间睡眠不佳。

09 化疗后失眠对身体影响大吗?

化疗后失眠是由于身体损伤过大而造成的，这种情况会导致副交感神经兴奋，从而使患者出现焦虑紧张情绪。失眠对身体的危害主要包括：长期的失眠会导致机体的免疫力降低，容易引起各种细菌和病毒的感染，增加机体的患病率。长期的失眠会导致记忆力减退，注意力不集中，情绪波动大，易生气、急躁、激动等，严重影响正常的生活和工作。另外，失眠还会对机体造成器质性的伤害，例如可以导致高血压、糖尿病、心脏病、女性的内分泌失调等疾病。对于化疗后失眠这种症状，我们不用过于担心，随着身体的恢复，失眠的症状会慢慢消失。若症状无法缓解可咨询医生，必要时给予抗焦虑抗抑郁药物治疗。在日常的生活中，我们要保持良好的心态，补充均衡的营养，多注意休息。

10 失眠后不想吃药，还有其他方法吗?

患者出现失眠症状之后，千万不要焦虑烦躁，否则会加剧失眠症状，从而对生活造成更大的影响。我们可以服用一些补血益气、养胃健脾的中药进行调理，这对于身体的恢复有非常大的帮助，还能够起到安神补脑的效果。除此之外，患者还应该注意饮食调理，平时应该补充均衡的营养，多吃高蛋白、高维生素的食物，不要吃辛辣、油腻、难以消化的食物，以免对疾病的治疗造成不利的影响，导致症状进一步加重。随着身体的恢复，失眠的症状会慢慢消失。若症状无法缓解可咨询心理科医生，必要时给予抗焦虑抗抑郁药物治疗。在日常的生活中，我们要保持良好的心态，补充均衡的营养，多注意休息。

11 有哪些方法可以帮助改善我们的睡眠状况呢?

在化疗当中有一类药物即奥氮平，不仅有止吐作用，还有镇静作用，使用后患者睡眠质量会明显改善，恶心呕吐也能够好转。化疗时尽量让周围环境保持安静，对患者家属也进行宣教。因为往往家属的不安或焦虑情绪，也会影响患者睡眠。如果能够让患者有比较舒心或者安静的环境，对化疗以后的睡眠有很大好处。还可以采用中药调理身体，其中安神补脑药物可以改善睡眠。化疗后注意调整心态，平时要保持心情愉快，懂得合理宣泄自己的情绪。饮食清淡，心情轻松，睡前可洗脚并按揉足心涌泉穴。合理安排时间，适当锻炼身体，鼓励参加瑜伽、散步、冥想等活动，都可以适当改善失眠症状，避免疲劳，不要熬夜。

第五节　其他头部症状

01 化疗后出现眼睛视力下降、模糊是病情加重了吗？应该怎么办？

化疗之后出现眼睛模糊的情况不能一概而论为病情加重，因为化疗期间，很有可能导致眼毒性，这属于周围神经毒性中的一种。一般视力下降可能于化疗后 2~3 天出现，在结束一周内自行恢复。引发的原因：①化疗药物引起眼睛玻璃体浑浊，致视物不清。②化疗药物对眼睛视网膜造成损伤，致视力下降、视物模糊。③化疗药物可能损伤视神经系统。一旦出现视物模糊的情况，需要及时和医生沟通，请眼科医生会诊，进行规范治疗，居家时注意用眼卫生，洗澡时避免污水进入、勿用手按揉眼睛。

02 经常无故流鼻血正常吗？应该怎么办？止不住怎么办？

化疗后如果出现流鼻血的现象，要从以下几个方面考虑：如果是头颈肿瘤，要警惕可能是肿瘤或血管破裂出血，需及时就医；如果化疗药物导致骨髓抑制、血小板下降，也会继发性地引发鼻黏膜的出血，这时同样需要及时就医，依据血小板的量，及时使用升血小板的药物，必要时输注血小板；如果鼻出血是有季节性的规律（春秋多发或夏季多发），那么可能与气温有关，春秋多干燥、夏季易中暑，均要注意多饮水。也有一些靶向药物也会导致鼻出血，例如：贝伐珠单抗等，以血管内皮生长因子为靶点，增加血管通透性，也会导致血压升高，从而导致鼻出血。

但无论是哪一种原因导致的，出现这一现象时，不要慌乱，先用湿纸巾将流出来的血清理一下，用手捏住鼻子，按压3~5分钟，一般可以有效止血；如果身边有止血的药物，也可以将其喷在棉球上，塞入鼻孔。若5分钟仍无法有效止血，请及时就医。切忌勿采用仰头止血的办法，虽然表面上血液不外流，但实际上血液从鼻部流入口腔或聚集在后鼻腔内，不利于鼻部伤口闭合。

03 化疗后老是记不住事情，怎么回事？会变成痴呆吗？还是出现了脑转移？

研究表明非中枢系统的肿瘤患者化疗确实会导致患者出现相关的认知功能损害，被称为化疗导致的认知功能损害。表现为患者的学习能力、记忆力、注意力、执行能力和信息处理速度等均下降，严重影响其生活质量。在神经影像学上也会出现变化，磁共振会显示以额叶、颞叶、顶叶为主的脑白质减少，或者PET/CT显示的以额叶、部分边缘系统为主的脑葡萄糖代谢水平降低。目前原因还不清楚，可能是由于化疗药物导致患者体内激素水平的变化，也可能是直接损伤神经系统，从而导致记忆力减退、失忆或认知能力减弱。可能有40%~80%的化疗患者会出现这些症状，乳腺癌患者可能更为明显。可以通过行为和心理干预的手段、日常生活习惯的改变、认知功能的锻炼等方法改善，也可以使用一些药物，具体还需医生判断，并开具处方。

化疗导致的认知功能损害，一般是轻度，不会发展成为阿尔茨海默病（俗称老年痴呆），除非患者本身存在导致痴呆的病因、基因、神经系统缺陷、家族史或头部外伤。同时，也不能完全等同于脑转移，若怀疑是否肿瘤脑转移，需及时就诊，做相应的检查进行判断和确诊。

第九章
消化道症状居家护理

01. 化疗后食欲不振一般持续多长时间?
02. 胃口不佳应该怎样补充人体所需营养?
03. 食欲减退期间能吃泡面、麻辣烫、腌制品等重口味的食物改善胃口吗?
04. 肿瘤患者胃口不好的时候，想吃海鲜可以吗?
05. 市面上有很多营养产品，如蛋白粉、成人奶粉等能吃吗?

……

第一节　食欲下降

01 化疗后食欲不振一般持续多长时间?

食欲不振是化疗后的常见胃肠道不良反应之一，持续时间因人而异，它与化疗方案、人体抵抗力、营养状况、情绪状态等具有一定的相关性。不良反应小、抵抗力好、营养状况佳、心态积极向上的患者可能持续时间短，反之则持续时间长。当整个化疗周期结束，可能随着药物身体累积剂量的减少而逐步好转。持续时间 0~30 天不等，亦可能更久。

02 胃口不佳应该怎样补充人体所需营养?

治疗期间，若患者胃口不佳，且无任何其他疾病时，可以摄入优质蛋白为主，辅以少量碳水化合物，例如：蛋、奶、鱼、虾等。但对伴有高血脂、严重肝肾功能损害、胰腺等疾病的患者，则需控制蛋白的摄入，若有需要，在院时可请营养师进行饮食指导，更为精准、专业、全面。

03 食欲减退期间能吃泡面、麻辣烫、腌制品等重口味的食物改善胃口吗?

患者在饮食上可以适当增加蔬菜汤以及蛋白质，也可以根据自己的情况适当增加口味，毕竟重口味食物可以改善人的食欲。但是泡面、麻辣烫、腌制品还是尽量少吃或不吃，因为这些食物含有过量的盐、油，甚至腌制食物中含有亚硝酸盐，这是一种致癌物质，健康人群尚不推荐进食此类食物，更不必说肿瘤患者了，尤其对患有高血压、心脑血管疾病、高血脂、糖尿病、肝功能异常的患者，更不可以进食。

04 肿瘤患者胃口不好的时候，想吃海鲜可以吗？

肿瘤患者当然可以吃海鲜。海鲜大多含有丰富的蛋白质、氨基酸、矿物质、微量元素硒和多种维生素，是补充营养的好食材，但是海鲜中也含有很多寄生虫，因此一定要烹饪熟，方可食用。甚至部分海鲜具有抗癌防癌的功效，如牡蛎、海藻、海参、鲍鱼、银鱼等。倘若患者处于胃肠道功能比较差的阶段，暂时少食或不食海鲜，易导致腹泻。一些吃不惯海鲜的患者，也无需强求，按照个人饮食习惯进食。

05 市面上有很多营养产品，如蛋白粉、成人奶粉等能吃吗？

市面上的营养品大多质量参差不齐，成分也难以界定，例如：蛋白粉的成分有大豆蛋白、牛肉蛋白、乳清蛋白，不同成分的蛋白粉中蛋白质含量也不同，如果想要依靠蛋白粉或奶粉补充蛋白，最好在营养师的指导和建议下，食用来源明确、有保障的蛋白粉或奶粉。同样也需按时按量服用，蛋白质食用过多也对人体有损害，尤其是对肝肾功能异常的患者，可能难以吸收和消化；对乳糖不耐受的患者则容易腹泻。

06 冬虫夏草、灵芝孢子粉、铁皮石斛等补品可以吃吗？应该怎么吃？

虫草的功效是补肾益肺、止血化痰；灵芝孢子粉具有增强机体免疫力的功效，也可以抑制肿瘤，保护肝损伤；铁皮石斛属补阴药，益胃生津、滋阴清热。这些均属于中药制取的保健品，从中医角度讲，不同的人体质不同，能否服用这些补品，最好请专业的中医师以及营养师进行指导，不同体质的人适宜服用的中成药不同，服用同一种药物的效果也可能不同。而且需要确保来源的可靠性，避免上当。如果是参与临床研究的患者，食用这些补品还需要和相关医生进行沟通，以判断是否影响药物的疗效。

07 胃口差的时候采用中药调理或者用拔罐、针灸、推拿等方法可以吗？

患者胃口不佳时，是可以考虑进行中药调理的，但一定要同主管医生沟通后，请中医师进行会诊。也不能将中药作为支柱，是药三分毒，中药过量服用也是伤胃和损肝的，需要在医生的指导下，按时按量服用。但是拔罐、针灸、推拿还是尽量不要尝试，首先肿瘤患者因为疾病的原因，血液成为高凝状态，又因为药物的原因，可能会导致骨髓抑制，令血小板降低，这样会导致血液难以凝固，拔罐、针灸等中医技术会损伤皮肤，有可能引发皮下出血，甚至可能导致感染。

08 胃口差索性不吃，把肿瘤细胞也饿死，可行吗?

肿瘤患者的圈子里，好像一直流传着一种极端的“饥饿疗法”。这一说法错误地认为肿瘤生长需要吸收人体的营养成分，那么只要不吃东西，就能把肿瘤细胞饿死。然而，这样做最后只会让自己变成皮包骨，重度营养不良，出现“恶病质”状态。

因此，非常严肃认真地告诉大家，肿瘤细胞的生长确实需要营养，理论上断了肿瘤的营养供应，是可以达到“饿死”肿瘤细胞的效果。但是，这种“饿”跟不吃不喝的饿是两码事。“饥饿疗法”是完全不靠谱的，不仅饿不死肿瘤细胞，还会把自己身体整垮！即使不吃不喝，肿瘤细胞还是会生长。因为肿瘤的生长方式是细胞无序而迅速的分裂增殖，也就是癌细胞通过对自身代谢的重新编程，以适应其对生存的异常需要。通俗点来说就是不管身体摄入的营养够不够，癌细胞都能够适应环境的生长。医学中使用的“饿死”肿瘤细胞是通过科学方法精确攻击病灶，让肿瘤细胞不再继续长大甚至缩小，这和自己不吃不喝的饿死是两码事。因此，万万不能不吃不喝。

第二节　胃部不适

01 化疗后一定会吐吗?

化疗是控制癌症发展、延长患者寿命的重量治疗手段，但化疗引起的不良反应也令患者感到痛苦。其中最常见也最令患者感到痛苦的不良反应就是恶心和呕吐。根据临床提供的大量材料说明，使用了新的、改良过的止吐药，仍有 60% 的化疗患者出现恶心和呕吐。

化疗引起的恶心、呕吐的原因中有药理、生理、心理等因素，主要包括以下几类：①包括药理及生理原因。②使用不同剂量化疗药的影响。③化疗经历的影响。④性别、年龄以及心理因素的影响。⑤体质及疾病因素的影响。

首先化疗药物属于细胞毒性药物，药物刺激患者脑部呕吐中枢，产生致吐的神经递质，这些神经递质和神经受体与大脑的化学感受器结合引发呕吐。第二，是由于化疗药引起的胃肠道反应，刺激髓质的呕吐中枢引发呕吐。第三，不同的化疗药物可能导致高中低等不同程度的呕吐。第四，在过去的化疗中，曾经有恶心、呕吐经历的患者容易产生前期的恶心和呕吐。能耐受首次化疗剂量的患者会较少出现前期的恶心、呕吐。第五，生育年龄的妇女，特别是怀孕时容易有妊娠剧吐经历的妇女，在化疗时较容易发生恶心、呕吐。年龄大的患者普遍比年轻患者能更好地耐受化疗。男性患者也比女性患者少发生恶心、呕吐。另外，恶心、呕吐与患者的精神状态也有密切关系，治疗前的紧张、恐惧、焦虑等不良情绪，都能减低对恶心、呕吐的耐受力。

02 上次做完化疗后，这次一进医院就恶心想吐怎么回事？

与癌症化疗相关的恶心、呕吐有三类：前期的，急性的和延迟期的。前期的恶心、呕吐发生在化疗开始之前，会持续几个小时到几天。急性期的恶心、呕吐发生在化疗开始后几分钟到几个小时，持续24~48小时。延迟期的恶心、呕吐发生在化疗后至少24小时，持续几天。

化疗引起的恶心、呕吐的原因中有药理、生理、心理等因素。

上次打完化疗后，这次一进医院就恶心想吐，这属于患者化疗前期的恶心、呕吐，受心理因素影响引起的恶心呕吐。通常与患者的精神状态有密切关系，治疗前的紧张、恐惧、焦虑等不良情绪，都能减低对恶心、呕吐的耐受力。

在过去的化疗中，曾经有恶心、呕吐经历的患者，下一次入院时更容易产生前期的恶心、呕吐。能耐受首次化疗剂量的患者会较少出现前期的恶心、呕吐，因此在首次化疗中应避免或减少恶心、呕吐的发生率，可以预防继发的化疗前期恶心、呕吐。

03 化疗后恶心呕吐反应大，该怎么办？

如果化疗后出现恶心、呕吐等反应，要学会分析评估引起恶心、呕吐的基本原因和致吐的影响因素。评估时要考虑恶心、呕吐的来源是什么？是否有生理性的因素或心理性的因素？患者是否曾经接受过化疗？化疗前止吐药物是否已经适当的开给患者？全面评估恶心、呕吐发生的频率、持续时间和严重程度等，针对性地帮助患者解决呕吐反应。

建议首先遵医嘱使用止吐药物。常见的止吐药物包括：① 5- 羟色胺受体拮抗剂，如盐酸昂丹司琼、盐酸托烷司琼等。②多巴胺受体阻断剂，如氯丙嗪、盐酸甲氧氯普安等。③安定类药物。④小剂量的糖皮质激素，如地塞米松、米乐松等。

患者要保持心态稳定，学会放松情绪，通过听音乐、与家属以及周围患者一起聊天、少量行走等转移注意力。也可辅助中医治疗，如针灸、耳穴压豆、穴位按摩等。

做好生活护理，特别是口腔护理。呕吐后患者应及时用温水漱口，及时清理呕吐物，保证病房环境舒适、整洁。指导床头摆放生姜、柠檬、橘子皮等物品来阻断令人不愉快的味觉。

04 化疗后恶心呕吐，影响进食，甚至喝水也会恶心，体重下降明显，这是化疗常见反应吗?

当使用有高度致吐危险的大剂量化疗药时，超过 90% 的患者会出现恶心和呕吐。呕吐常发生在第一个小时内，甚至可能在几分钟之内。中度致吐危险的化疗药，会在用药后 6~12 小时引发呕吐。低度致吐危险的化疗药，呕吐会在用药后 12~48 小时发生。

大多数患者恶心、呕吐时常有食欲不振、唾液分泌增加、出冷汗、虚弱疲倦、头晕眼花等症状，甚至喝水也会恶心、呕吐，剧烈呕吐影响进食，会导致脱水、体重下降，口唇干燥等情况。

呕吐时，胃的消化能力较差，可停止普通饮食，改为流质或半流质，如稀饭、麦片粥等。建议化疗期间的食物应尽量清淡，少量多餐，避免油腻以及辛辣的食物。尽量摄取水分如汤、果汁、开水、糖水或盐水，避免脱水。

05 化疗后没有恶心呕吐反应，是不是没有效果？

化疗药物能抑制恶性肿瘤的生长和发育，并在一定程度上杀死肿瘤细胞。然而，大多数化疗药物在杀伤或抑制肿瘤细胞的同时，对机体的正常细胞，特别是对增殖旺盛的上皮细胞，如消化道黏膜的上皮细胞、骨髓细胞、生殖细胞等有较大程度的损伤，导致恶心、呕吐、骨髓抑制等，并对机体的重要器官如肝、肾、心、肺、神经系统等也有一定的毒性作用，导致这些器官的功能受损。

在临床上，我们根据化疗药物的化学结构、来源和作用原理等将化疗药物分为六大类。化疗患者恶心呕吐的发生率及严重程度与化疗药物的种类、剂量、方案等有关，与患者的个体差异有关，也与患者和家属对化疗的心理活动有关。但化疗后恶心、呕吐等不良反应的发生率，和化疗疗效并没有直接关系。所以化疗后没有恶心、呕吐等情况发生，也属于正常现象。

06 化疗后胃口不好就想吃腌制品或垃圾食品，对化疗有影响吗？

腌渍食品是我国传统食品，比如腌咸菜、腌酸菜等，很多家庭有腌菜的习惯。但蔬菜腌制后其所含的维生素损失较多，维生素 C 几乎全部损失，营养价值大打折扣，腌渍蔬菜中的硝酸盐可被微生物还原成亚硝酸盐，长期大量食用会引起亚硝酸盐中毒。而垃圾食品往往重油重盐，长期食用也对身体健康不利。

但是，化疗后胃口不好，短期食用少量腌制品或垃圾食品，并不会对化疗造成影响，反而能促进食欲，有利于治疗的正常进行。

建议患者在不同的治疗时期，选择不同的饮食治疗方案。恶心、呕吐等胃肠道反应较为严重的患者，建议选择清淡、易消化的半流质或流质饮食，如粥、汤、果汁等，建议使用富含优质蛋白、维生素及适量纤维素的食物，多饮水。在化疗间歇期，应适当增加进食量，选择高热量、高蛋白以及高维生素的食物，如肉、鱼、蛋、乳制品、大豆类及其制品、谷类薯类食物等。尊重患者的饮食喜好，必要时可选用健脾健胃功效的药膳，如党参、黄芪、山楂，加入到饮食中，以促进消化。

07 化疗后恶心呕吐影响休息，怎么办？

为患者营造舒适安静的环境，尽量将患者安置在小房间，保持环境清洁，房间的温度、湿度和光线要适宜，保持房间内采光和通风良好，控制陪护人员和探视频率，减少嘈杂等不利影响。消除房间内的异味，如植物特殊气味、香水味等刺激性气味，以防刺激患者出现恶心、呕吐。必要时辅助使用止吐药物，也可以辅助中医治疗，如针灸、耳穴压豆、穴位按摩等缓解恶心、呕吐症状。要学会放松心情，包括自我催眠、听音乐等方式缓解焦虑情绪，以提高睡眠质量，让患者得到充分的休息。

08 恶心难受不想吃东西，让自己饿着，这样就不会吐了吗？

恶心、呕吐引起的原因主要分两种，一是化疗药物的不良反应。化疗药物对消化道黏膜有直接刺激作用，对黏膜上皮细胞的生长有抑制作用，同时还可影响自主神经系统以及延髓化学感受区。呕吐严重程度还与化疗药物的种类、剂量、个体耐受性有关。二是心理因素，患者常在用药前即出现呕吐，常表现为恐惧、悲观、失望等情绪。比较重的患者，恐惧心理尤为严重，用药后极易出现呕吐。另外，呕吐的产生还与病种、性别、年龄等因素有关。

化疗后出现恶心、呕吐不想吃东西，让自己饿着，呕吐反应不一定会消失。建议化疗当日少量多餐，以清淡易消化食物为主；口内可含话梅、榨菜等；饭后 2 小时内勿平卧，可采用半卧位。恶心欲呕时，可作腹式呼吸，以减轻恶心感，呕吐后及时漱口，鼓励呕吐后适当进食碳水化合物类食物如面包、饼干、馒头片等。

09 害怕化疗恶心呕吐，不想去医院治疗怎么办?

化疗措施对恶性肿瘤的治疗具有重要意义。然而，化疗会对患者机体产生明显的不良反应，比如恶心、呕吐、失眠等躯体影响，以及悲观、恐惧、抑郁等消极的心理体验。这些负面的体验，会降低患者对治疗的信心，导致其用药的依从性明显下降，严重者甚至产生抗拒化疗的心理。

建议患者在治疗开始前，和医护人员进行有效沟通，详细了解化疗可能出现的不良反应及应对方法，做好足够的心理准备面对肿瘤治疗。

家属作为患者的主要照顾者和支持者，在提高患者化疗依从性方面具有重要作用，加大家庭支持力度，对患者家属进行积极鼓励，告知情感交流的重要作用，建议家属给予患者充分的生活支持和心理支持，经常陪伴患者，疏解其不良情绪，鼓励其积极配合治疗。

10 化疗后恶心呕吐，吐出来的东西对家人有影响吗?

化疗药物可能存在于患者的粪便、尿液、呕吐物等身体的排泄物中，但剂量微乎其微，可以忽略不计，一般不会对家人造成影响。建议化疗前提前准备好个人用品，备好带盖的垃圾桶，用于化疗期间呕吐物的存放。化疗时的呕吐物及痰液尽量避免直接吐在地上或衣服上，排泄物及呕吐物应及时清理，倾倒呕吐物后建议盖上马桶连续冲水至少两次。

11 化疗后胃口不好，东西吃的不多，但是为什么总是感觉肚子胀?

肿瘤患者化疗后精力下降长期卧床，下床活动较少使肠道蠕动减慢，容易出现腹胀。化疗后由于恶心、呕吐等消化道不良反应，食欲下降，进食减少，由食物摄入的钾、钠、钙等电解质明显减少会导致低钾血症，而低钾血症会引起麻痹性肠梗阻，导致患者出现腹胀。由于化疗药物导致胃肠道黏膜充血、水肿，食物消化功能减退，也会出现腹胀。化疗后可导致患者造血功能受到抑制，白细胞减少，身体抵抗力下降，容易并发各种感染，如果出现了肠道感染，则会导致肠麻痹而引起肠胀气。其他原因，如腹腔积液、便秘等也可导致患者出现肠胀气。另外，纳差、食后腹胀是消化道肿瘤常见的临床表现之一，腹胀腹痛也是应用止吐药物的不良反应之一（发生率≥ 2%）。

12 肚子一直感觉胀气怎么办？要不要去医院看看？

引起腹胀的临床原因很多，我们可以根据不同情况采用不同的治疗措施，比如让患者尽量下床活动，促进肠道的运动。避免进食引起胀气的食物，如大蒜、洋葱、甜椒、糖果、豆制品、奶酪、碳酸饮料等。建议进食一些容易消化、清淡的食物，适量进食含钾丰富的食物，如香蕉、橘子、橙子等，或适当食用玉米、红薯等通便食物，必要的时候可以口服一些通便的药物，或者适当揉动腹部促进肠道的蠕动，通过综合的措施可以尽量减少腹部胀气的发生。

如果通过上述处理腹胀仍未缓解，建议患者到医院就诊，看是否需要进一步处理。

13 化疗后出现打嗝一直不好是正常的吗？

我们通常所说的打嗝，也就是呃逆，是膈肌和肋间肌等辅助呼吸肌的阵发性不随意乱缩，声门闭锁，空气迅速流入气管内，发出特征性声音的一种症状。呃逆是由于膈神经、迷走神经受刺激，导致膈肌、肋间肌的不自主同步强烈收缩。

中医认为，呃逆为胃气上逆扰膈，膈间气机不利。胃主受纳，以通降为顺，肿瘤患者由于正气不足，加之手术或放化疗后胃气受损，受纳传化功能阻滞，使胃气上冲而呃逆。

肿瘤患者中有10%出现过呃逆，化疗过程中顽固性呃逆的发生率为2%。呃逆容易影响患者休息、饮食、睡眠，加重患者痛苦和精神负担，对化疗依赖性产生负向作用，易导致患者的生活质量下降。

14 老是打嗝怎么办?

肿瘤患者由于疾病本身及治疗原因，都有可能出现呃逆，也就是患者常说的打嗝。积极治疗原发病灶，去除诱发因素，是减少呃逆发生的重要环节。

可使用传统的中医辅助治疗，如针灸内关、外关、合谷、足三里穴，或者按摩膻中、合谷、外关、内关穴，或者取王不留行籽进行耳穴压豆，也可取艾条进行中医熏灸。

出现呃逆时，也可使用闭气法，先深吸一口气，尽量憋长时间，然后呼出，反复几次；或者含一大口温开水，分次慢慢咽下。也可用双手拇指按压眼眶、揉压眼球等，均有不错疗效。

必要时遵医嘱使用解痉剂（巴氯芬等）、麻醉药（异丙酚等）、抗精神类药（氯丙嗪等）、抗癫痫药（苯妥英钠等）、营养调节神经药物（谷维素、维生素 B_1）等。并密切观察用药后的效果以及不良反应。

患者要保持稳定的心理状态，做到自我控制情绪，保持精神愉悦，消除紧张情绪。

第三节　肠道不适

01 大便出现哪些情况是属于便秘？什么是习惯性便秘？

便秘是生活中特别常见的一种症状，与肠道的蠕动功能差、饮食不当、运动量缺乏等有关，便秘的主要症状有以下几点：①排便次数减少、排便周期延长，每周排便次数小于 3 次。②大便干结（或呈颗粒状）、大便量减少。③排便费力，部分患者排便时间可能需要在 10 分钟以上，少数患者存在腹胀、腹痛等表现。

习惯性便秘又称功能性便秘，是胃肠道功能紊乱引起的疾病，由于胃肠道蠕动减弱或肠道不协调运动引起，胃肠道结构无异常，患者具有排便困难、排便次数减少、大便干结等便秘症状，伴有直肠阻塞感。患者本身就存在便秘情况，由于饮食和生活习惯不当，便秘反复出现。

02 便秘可以吃哪些蔬菜水果来通便？

水分和纤维素摄入的减少，是便秘、功能性便秘、慢性便秘的主要原因，所以便秘患者应该增加纤维和水分的摄入，多吃含纤维的水果和蔬菜有利于缓解便秘，促进排便。

水果的有三大功效，第一，能够为机体补充丰富的维生素和微量元素；第二，能够促进消化道功能的提高、维持体内酸碱平衡；第三，能够预防和治疗便秘，因为水果中都含有丰富的可溶性膳食纤维。纤维素含量高的水果包括山楂、蓝莓、苹果、火龙果、草莓、梨、猕猴桃、木瓜、樱桃等。蔬菜可以为人体提供多种矿物质和维生素，改善肠道功能，促进健康。纤维素含量高的蔬菜有芹菜、菠菜、黑木耳、豆芽、海带、茼蒿、莴苣、竹笋、空心菜、南瓜、黄瓜、油菜、卷心菜、胡萝卜、韭菜等。

03 经常便秘的人适合哪些运动？

便秘患者适量的运动可以促进肠道蠕动，改善体内的血液循环，有利于改善便秘，运动时间控制在半小时左右为宜。主要包括以下几种运动：①腹部按摩（患者可以用单手或双手以肚脐为中心，顺时针 30 圈，逆时针 20 圈，交替按摩腹部）。②转体运动（两脚开立比肩宽，两手交叉，上体前屈与地面平行。上体先向左转体 90° ，还原后再向右侧转体 90° ，两侧交替进行）。③蹬腿运动、屈腿运动（宜在空腹未进食前，平躺做）。④还有慢跑，散步，打太极拳，快步行走，瑜伽，游泳，仰卧起坐等。患者可以根据自身情况进行选择，运动后及时补充水分，建议适量饮水或吃一些新鲜的水果。

04 腹泻时可以吃哪些食物？

选择软食、少渣、低纤维、无刺激性食物，避免摄取过量的油脂、油炸食物和太甜的食物。腹泻初期，最好吃一些流食，比如浓米汤、稀藕粉、去油肉汤等；情况好转后再吃一些半流食，如挂面、面片、白米粥、蒸蛋羹、煮熟的苹果等。避免食用牛奶及乳制品，因为牛奶虽不含食物纤维，却会让病情加重。进食清淡易消化食物，少量多餐，食物温度也不宜过冷，多进食新鲜蔬菜与水果。胡萝卜是很好的止泻食物，腹泻的患者可以喝点胡萝卜汤，胡萝卜所含营养成分可以助大便成形，对腹泻的症状有很好的缓解作用，另外腹泻期间吃米粥也有助于患者的恢复。

05 反复腹泻对身体影响大吗？可以自己吃药解决吗？

腹泻对于大多数人而言并不陌生，很多人生活中都有过腹泻的经历。之所以会出现腹泻的现象，大多是因为饮食不当或者腹部受凉导致肠道受到刺激所引起的。反复出现腹泻的情况下，大家一定不能疏忽大意，很有可能对自身的健康造成威胁。

·营养不良

生活中少有人能把营养不良与腹泻相提并论，但两者的关系却是实实在在存在的，之所以说腹泻会导致营养不良，是因为肠胃的功能正是消化以及吸收食物中的各种营养物质。可以说胃肠道是人体吸收营养物质的唯一途径，我们每天摄取的食物和其他营养物质在胃肠道消化和分解后，有用的部分被吸收，无用的残渣由粪便排出。但是长时间腹泻会导致人体对营养的吸收发生严重障碍，从而出现营养不良。

长时间的能量供给不足，很多营养不良的患者会出现头昏眼花、口干舌燥、四肢疲乏、心慌气短等症状，从而严重影响到身体各个器官组织的正常功能。

·维生素缺乏

我们人体对维生素的需求量并不如蛋白质那样多，但却是必不可少的，如果人体长期缺乏维生素，对人体的影响也是非常大的。有研究发现，长期的腹泻也会导致我们大量的缺乏维生素，导致出现有皮肤干燥、粗糙，头发失去正常光泽和滋润，甚至还有间接性脱落的情况，严重的患者还会因此出现早秃现象，专家指出这是由于长期缺乏维生素 A 所致。除此之外维生素的缺乏还会导致人体出现有舌炎、口角炎、多发性神经炎等症状，这是由于 B 族维生素长期缺乏所导致。腹泻之所以会导致维生素缺乏，是由于机体对维生素的吸收受阻碍所致。

·抵抗力下降

我们之所以能够抵御各种疾病，是因为我们人体本身所带有的抵抗力以及免疫力，也就是白细胞。它能够帮助我们侵吞以及消灭侵入人体中的各种致病细菌以及病菌，尽力保证人体健康。但长时间的腹泻会使白细胞大量减少从而导致人体抵抗力下降，让各种病菌有可乘之机。

·贫血

经常有腹泻等症状的人群应该尽早地去检查血液健康，因为大量的研究报告显示，有长期腹泻等症状的人群多半都存在有贫血的情况。这种情况是由于消化吸收的障碍所致，此时人体对蛋白质及其他造血原料的吸收减少，导致贫血等症状。贫血患者出现指甲、手掌、皮肤以及口唇、和睑结膜等处颜色苍白，生活中也经常会感觉到疲倦乏力、头晕耳鸣。

腹泻在生活中虽然经常见到，但是大家也不要把它当成一件小事，一直腹泻的话，会出现文中提到的这些情况，但是也不建议大家腹泻后立即自主吃药。比较正确的做法是，在腹泻的时候，去医院进行检查，确定发病的原因，对症进行治疗，这样不仅对病情有很好的帮助，还杜绝了盲目用药对身体造成的伤害。

06 化疗患者出现腹泻需要马上去医院看病吗?

首先排查是否是化疗相关性腹泻：如氟尿嘧啶类、伊立替康、阿霉素等化疗药物极易引起腹泻。临床表现：化疗当天或化疗后出现无痛性腹泻或伴轻度腹痛，喷射性水样便，一天数次或数十次，持续 5~7 天。

如是化疗药物引起的腹泻可以先口服医生已开出备用的止泻药，如蒙脱石散、盐酸洛哌丁胺胶囊，继续观察。期间进食清淡易消化食物，少量多餐，避免进食生冷食物。48 小时后如腹泻未好转，应该立即去医院治疗。

第十章
全身其他症状居家护理

01. 镇痛药怎么样做好安全保存?

02. 缓释阿片类药物可以掰开或压碎吃吗?

03. 芬太尼透皮贴剂怎么黏贴?

04. 口服的止痛药一定要隔 12 小时吃吗?

05. 按时吃止痛药没到 12 小时又痛了，怎么办?

……

第一节　疼痛

01 镇痛药怎么样做好安全保存?

目前在处方的镇痛药基本都不需要放冰箱里，家里最好备有专门存放药物的箱子，外用药和内服药要分开存储。药箱要放在干燥的地方，注意选择避光、室内温度不超过 25℃处，不要储存在浴室或者厨房。要记得定期检查药箱，如发现过期的镇痛药品，请将药物上交至医院药房进行妥善处理，切勿随意丢弃。如果家里有儿童吃的药物，请和成人的药物分开放置。尤其注意镇痛药物要放在儿童及宠物接触不到的地方。

02 缓释阿片类药物可以掰开或压碎吃吗?

不可以。一般药名上有“缓释”或“控释”两个字，说明用药后药物在身体内会较长时间持续缓慢释放，以起到长效的作用。这类药物建议完整吞服，不能掰开或嚼碎服用。如果将缓释阿片类药物掰开或碾碎，骨架结构被破坏，药物内芯直接暴露，会导致药物的快速释放，不仅无法达到缓释或控释的目的，还可能引起体内药物浓度骤然上升（突释效应），造成药物中毒，引起嗜睡、过度镇静甚至呼吸抑制等不良反应，重者危及生命。

03 芬太尼透皮贴剂怎么黏贴？

首先检查药品外包装是否完整有无破损，若包装破损会影响药物的作用，这时请您停止使用，更换新贴，将包装破损的芬太尼贴妥善保管，下次就诊时交回到医院。使用时请沿包装袋外缘箭头所指方向撕开或是剪开药品，避免破坏包装内贴剂的完整性。我们可以参照以下 3 步进行。

（1）Prepare（准备）：选择干净、干燥、无破损、无炎症、体毛少的平整部位，如：前胸、后背、上臂、大腿内侧，如黏贴部位有毛发，应在使用前剪除（勿用剃须刀剃除），使用前需清洗使用部位（请用清水轻轻揉搓并自然晾干），不能使用肥皂、油剂、洗剂或其他有机溶剂，因其可能会刺激皮肤或改变皮肤性质。

（2）Peel（撕开）：药品应在打开密封袋后立即使用，先撕去一边的 S 型透明保护膜，请避免接触贴剂黏性部位，将贴片平整地贴在皮肤上，再撕去另一边的 S 型透明保护膜，并且用手指或是手掌轻轻地按压贴剂 30 秒，确保贴片与皮肤充分接触。

（3）Press（按压）：以手掌轻按贴片 30 秒后，再用手指沿贴片边缘再按一次，确保贴片与皮肤充分接触。

芬太尼透皮贴剂：不是哪里痛贴哪里。贴剂的黏贴部位应选择躯干、腹部、上臂或后背等皮肤平坦处，不能选择有疤痕、溃疡、皮疹等异常皮肤，如有毛发，应在使用前剪除。芬太尼是通过皮肤、脂肪吸收的药物，不是哪里痛贴哪里的镇痛药，需要牢记这一点。药物避免贴在腰部、颈部等易活动部位，贴剂不易黏住会导致脱落。使用前用清水清洗贴用部位，不能使用肥皂、油剂、洗剂或其他可能会刺激皮肤或改变皮肤性状的用品。使用前皮肤应完全干燥，尽可能保证贴剂完整使用，避免剪开使用。

掌握药物更换时间小技巧：建议用记号笔在薄膜上写好日期，以便于掌握下次更换透皮贴剂的时间。防止意外暴露：避免非使用者与患者共用床铺或亲密身体接触，否则会导致芬太尼透皮贴意外转移到非使用者皮肤上（尤其儿童），会造成非使用者阿片类药物过量。如意外发生贴剂转移，立即从非使用者的皮肤上去除贴剂并立即就医。皮肤护理：若揭下旧贴后仍有黏剂附着在皮肤上，可利用凡士林、植物油等去除。新贴用药部位：每次均需更换黏贴部位，几天后方可在相同的部位重复贴用。避免引起毛囊炎或造成药物蓄积。

贴剂部位避免接触外部热源：热暴露可增加芬太尼的吸收。外部热源包括：加热垫（毯）、烤灯、长时间的热水浴、蒸汽浴及温泉浴等。

和口服的缓释阿片药物一样，芬太尼贴剂也不要自行停药，如疼痛缓解，应在医师或药师指导下逐步减量或停药。

04 口服的止痛药一定要隔 12 小时吃吗？

部分患者担心服用阿片类药物会成瘾或出现其他身体不适，内心深处抵触服药，每每疼得无法忍受时才临时服药，这样做可能适得其反。因为疼痛持续存在，时间长了，可能会引起疼痛中枢敏化，导致痛觉超敏，需要加大阿片类药物的剂量才能控制疼痛，而服用大剂量的阿片类药物容易发生较严重的不良反应。因此，目前国内外专家均建议慢性疼痛患者服用阿片类药物时要按时给药，而不是按需给药。镇痛药的效果一般只能维持一段时间，比如有些能维持 12 小时，有些 72 小时，过了这个时间，镇痛效果就会减弱，而按时用药可以使您一直不感到疼痛，如果等到疼痛出现时再用药，不仅会带来不必要的疼痛折磨，而且还会因增加药量控制疼痛而引起不必要的不良反应。

05 按时吃止痛药没到 12 小时又痛了，怎么办？

请按时足量服用镇痛药，不要随意增减镇痛药剂量，12 小时以内发生的爆发痛，可服用从医院配来的即释片，如吗啡片或羟考酮胶囊等，同时将疼痛的部位、性质、评分等情况记录在疼痛日记中。如果每天都有这样的疼痛提前发作，请及时与您的主管医生联系，可能要调整镇痛药物的剂量或更换药物。

06 麻醉专用病历怎么办理？门诊可以配多少天的止痛药？

（1）办理门诊麻醉药品专用病历流程。

①需要提供相关材料：诊断证明书（医生签字，门诊服务台盖章）；患者身份证及复印件、市民卡；代办人身份证及复印件。

②带齐以上相关资料，在门诊办公室办理麻醉药品专用病历。

③麻醉专用病历只能在一家医院办理，本院办理的麻醉药品专用病历只能用于在本院门诊配麻醉药品，不能用于其他医院，建议在户籍所在地的医院办理，方便配药。

（2）门诊处方量。

①已办理麻醉药品专用病历，可以配 15 日的口服缓释剂或贴剂的门诊处方量。

②未办理麻醉药品专用病历，可以配 7 日的口服缓释剂或贴剂的门诊处方量。

07 止痛药是不是痛的时候吃，不痛的时候就不吃呢？

这是不对的，不规律地服用止痛药，不仅不能使疼痛得到真正有效地控制，还可能会对身体造成伤害；及早、剂量充分、按时用药对于疼痛治疗才更安全有效，需要的止痛药强度和剂量也最低，按时服用止痛药物可以使血液中的血药浓度水平维持稳定，使不良反应少、成瘾性弱，突然的停药反而可能会出现“戒断反应”。需按医嘱规定的间隔时间用药，比如说有一种止痛药的镇痛效果能维持 12 小时，当您服药后超过 12 小时，镇痛效果就会减弱，因此在您服用此药 12 小时后，不管疼痛是否出现，都应该按时服用，而不是按需用药，这样可以保证疼痛连续缓解。在您真正需要停用止痛药的时候，主管医生会提前根据您的病情进行评估分析，跟您做好解释说明，且停药不是一天就能完成的，建议住院期间在医护观察和指导下进行逐渐减量停药，这样才更安全有效，所以在疼痛未得到有效控制时建议您按时按量服用药物。

08 吃止痛药以后是不是就不能开车了？

有一部分药物是有影响的，比如阿片药物、抗惊厥类药物（普瑞巴林、加巴喷丁）、抗抑郁药物（文拉法辛、度洛西汀）。驾驶车辆要注意力高度集中，需要良好的控制力和随机应变能力。部分药物在治疗最初会影响机体协调功能，可能会出现头晕、嗜睡、耳鸣等症状，给驾驶造成安全隐患，所以为了确保您的安全，在开始用药或加量的 5~7 天不能开车；但也不必担忧，长期使用后会对这些反应产生耐受，若无上诉症状，在后期长期接受稳定剂量的止痛药后还是可以开车的。

09 出院后一直按医生的医嘱吃止痛药，但是效果不好怎么办？

鼓励患者痛要说出来，不要忍着。遇到上述情况可做以下处理。

（1）联系主管医生，因为主管医生对患者的病情比较了解，联系方式可在出院小结上查到，把疼痛相关的详细情况告知主管医生，方便主管医生给予指导建议。

（2）可在支付宝或者微信端的“医疗健康”进行在线问诊。

（3）建议就近去医院的“疼痛科”就诊，就诊时详细告知医生疼痛性质、部位、强度、爆发痛次数、不良反应等，方便门诊医生更好地了解疼痛情况，并根据相关情况进行对症处理。

按时服用但止痛效果不佳，考虑因为存在个体差异性，当前所用的止痛药不适用，或是病情变化或进展，存在止痛药剂量不足，可以咨询医生做相关检查，根据医嘱进行药物更换或加量。

第二节　胸部不适

01 气急胸口闷要去医院看吗?

胸闷是人主观的一种感觉，胸闷会呼吸费力、沉重，病症比较轻的感觉不大出来，严重的话会感到呼吸困难，好像有个石头压在胸口一样。胸口憋闷喘不过气来可能是身体器官功能性的表现，也可能预示着某种疾病的产生。长期的胸口闷，喘不过气来，需要引起注意，这可能是身体产生疾病的反应，可能是呼吸系统疾病或心血管疾病所引起，应去医院做系统的检查，确定病因，对症治疗。排除潜在疾病。建议去正规医院检查心电图、血常规、胸片、心功能等，应该积极检查以确定病因，尽早诊断指导治疗。胸口憋闷喘不过气来也跟环境、个人情绪、压力等有一定的关系，压力大、情绪低落，或者所处的环境恶劣会产生胸口憋闷喘不过气来的感觉。不管是在心理上还是身体上产生的疾病，都应当引起我们的重视，出现问题要及早检查和治疗，多注意休息，饮食规律。避免劳累和情绪激动，合理膳食，劳逸结合。

02 最近痰里有血丝怎么办?

咳嗽有痰很常见，而痰液性状不同其原因也不一样。有的人在咳痰时，会出现痰液里有血丝的现象，出现这种情况时一定要引起重视，因为痰里有血丝多和一些肺部疾病或是呼吸道疾病有关，应及时就医，明确具体病情后，给予相应的治疗，以免延误病情。

03 痰有点黄，喉咙口很黏，咳不出来，该怎么办？

在中医看来咳出的痰颜色发黄且黏稠，一般属于热痰，这往往提示患者的病情属于风热感冒或者风热咳嗽，治疗时使用的药物也选择对应风热症状的药物来使用。如果喉咙里一直有黄痰，很有可能是上呼吸道感染引起的，比如说咽喉黏膜发炎等。首先要确定病因，对症用药治疗。在使用药物的时候也是需要注意的，最好在医生的指导下使用药物。如果感冒了，也会有喉咙里有痰的现象，主要的表现就是痰液非常的黏稠、颜色发黄，同时还会有咽喉干燥、红肿等症状，可以通过清热解毒口服液来进行治疗。在日常的生活当中，一定要养成良好的生活习惯，不要熬夜，保持充足的睡眠。在饮食方面，要吃的清淡一些，不能吃刺激性的食物。多喝热水，可以起到稀释黏稠痰液的效果，从而让痰容易被咳出来。

04 咳嗽咳痰会不会传染给家人呢？

咳嗽是人体的正常保护性反应，大部分是因为气管和肺部有刺激性的物质，所以导致咳嗽，咳嗽会不会传染给他人，主要取决于咳嗽的病因及病情。如果是呼吸道传染或病毒性感冒、结核等疾病引起的咳嗽，是会传染的。但在通常的情况下，非流感季节发生的咳嗽多数是由于支气管哮喘、慢性阻塞性肺病、慢性支气管炎、过敏或者是肿瘤等引起的咳嗽是不会传染的。

05 咳嗽期间能吃点什么呢?

除了服药以外，日常生活中注意调整饮食对缓解咳嗽也是非常有益的。以下做法可能对止咳有帮助，您不妨试试。①多喝胡萝卜汁。在一杯新鲜的胡萝卜汁里滴几滴菜油，整天不时地喝，每次喝上一口即可。胡萝卜富含维生素A，可加强呼吸系统的抵抗力并止咳；菜油能起到润滑嗓子的作用。②少吃寒凉食品，如冷饮、冰棍，或从冰箱刚拿出来的水果等，多喝温热的水。③忌食发性食品，如酒酿、蟹、海鲜以及过甜、过咸的食物。④多饮温热的水。因为大量的水分有助于稀化黏痰，有助于痰液咳出。⑤尽量避免饮用含有咖啡因或酒精的饮料，因为这些饮料有利尿作用，会导致水分出量大于入量。⑥饮食要清淡，多吃百合、莲子、山药、木瓜、梨、萝卜等，忌食油腻食物。⑦戒烟限酒。⑧可以将罗汉果、胖大海、菊花、枇杷叶、甘草等开水冲泡服用，清肺利咽润喉。

第三节　皮肤症状

01 吃了靶向药后全身皮疹怎么办？

靶向药物的不良反应是会出现皮疹，吃靶向药起皮疹，首先需要判断这种皮疹的严重程度。如果皮疹不太严重，没有影响到患者的生活质量、自身病情的发展，靶向药可继续使用，需就诊皮肤科，局部使用一些抗过敏类的药物进行治疗，避免皮疹加重。比如可以外涂氯环力嗪乳膏、地奈德乳膏等等，控制皮疹的发展。如果皮疹发展比较迅速，形成明显的药疹，继续发展还会形成局部渗出反应以及全身症状，比如发热等，一定要尽快就诊，靶向药需要暂时停止，同时需要采用一些糖皮质激素进行治疗，比如静脉滴注氢化可的松，口服泼尼松、地塞米松等控制炎症的发展，总之吃了靶向药后全身皮疹要重视，根据皮疹的发生情况，及时与主管医生联系，判断是否需要停药，是否需要就诊皮肤科。

02 全身皮疹很痒皮肤都抓破了该怎么办？

靶向药物的代谢产物导致皮疹瘙痒，常使患者难忍、烦躁不安、转辗难眠，严重影响患者的生活质量。故在出现皮疹瘙痒时应注意：①动态观察皮疹变化，遵医嘱采取针对性局部皮肤用药，为患者敷药时尽量动作轻柔。②预防患者抓挠皮肤，导致感染，应指导患者保持手部的清洁卫生，勤洗手、勤剪指甲，皮肤瘙痒时，手部戴消毒手套，采用拍打法，必要时可做离心性推，避免抓挠，减少感染概率。③加强夜间护理。夜间人体迷走神经兴奋，皮肤末梢神经愈发敏感，通过转移注意力，达到减轻瘙痒的目的。

03 满脸皮疹皮肤发油能用洗面奶吗?

满脸皮疹皮肤发油建议不要用洗面奶清洗，洗面奶一般为碱性且具有较强的刺激性。头面部的皮疹护理尤其重要，其药疹多数面积大，多伴有脂溢性分泌物，并瘙痒明显。建议用消毒棉签轻轻擦拭，并且每天要勤用清水轻轻清洗头皮和颜面部，勿用指甲抓挠，以防将皮疹抓破引起感染。也可用中药金银花水清洗，达到清热解毒、抑制脂溢性分泌物渗出的目的。

04 长皮疹时哪些东西不能吃?

长皮疹后患者要注意饮食营养的均衡，不能随意吃东西，尤其是辛辣的食物（辣椒、葱、姜、蒜等）、豆制品、海鲜类食物、油炸食物、油腻食物、甜食、刺激性食物、烟、酒等带激发组织胺活性食物的摄入，以防加重皮疹。以清淡、高蛋白、高维生素、易消化、高碳水化合物等饮食为主，少量多餐，并鼓励患者多喝水，以利于体内毒素的排出。同时建议患者采用特殊药膳，在食物中添加具有益气健脾、气血双补、清热解毒、润肠通便、温中散寒功效的中药，如乌蛇苡米汤（乌梢蛇干约20g，薏苡仁约50g，猪脊骨300~400g）以清热解毒、滋阴祛湿；银花茅根竹蔗水（金银花30g，鲜白茅根200g，竹蔗400g）以清热解毒、宣肺利水，一定程度上减轻皮疹带来的痛苦。

05 为什么会发生压疮呢?

引起压疮的原因，我们可将形成原因归纳为外界原因和自身原因两大类。

（1）外界原因。当人长期躺在床上或坐在轮椅上而不能自主移动时，人的局部皮肤就会长期处于受压状态。压力是引起压疮的头号杀手，而剪切力和摩擦力在压疮的形成中有辅助的作用。①压力：人体局部受到的压力越大、时间越长，引起的损伤就越严重。当外界压力超过毛细血管所承受的限度时，它就会阻断对皮肤的血液供应导致皮肤缺血和坏死，造成压疮。②剪切力：当不能活动的患者半躺在床上时就可能会产生剪切力。通常剪切力一旦形成就会迅速且大面积地撕裂毛细血管，从而引起局部皮肤的严重缺血，促使压疮形成。③摩擦力：其作用于皮肤时首当其冲的便是角质层，角质层的缺失会极大地削弱皮肤抵抗外界压力的能力。帮助患者翻身时动作不正确、床单不平整有皱褶、床单上有渣屑、皮肤潮湿等情况下容易产生摩擦力。皮肤过于潮湿，当人体因为各种原因出现大小便失禁及多汗等情况导致自身处于过于潮湿的环境会破坏皮肤表面的弱酸性，从而削弱皮肤角质层的屏障保护作用，使皮肤容易受损。

（2）自身原因。①年龄：随着年龄的增加，人的皮肤会变薄和干燥，皮肤的感觉也逐渐变得迟钝，皮肤下的血管也会变得脆弱。这些变化都会使老年人的皮肤无法抵抗外界的压力所带来的损害。②活动能力减弱或丧失：长期固定于某种姿势如长时间躺着或坐着会延长局部受压时间，引起受压部位的血液循环障碍，造成压疮的发生。③营养不良：当人因各种原因发生营养不良，皮下脂肪和肌肉会减少，当局部皮肤受压时，骨隆突处的皮肤缺少了肌肉和脂肪组织的保护，易发生压疮。

④感觉和（或）知觉能力减退和（或）下降，患者感觉不到或不自知疼痛和不舒适，会减少自主活动。当患者处于被动或被迫体位时，也不会寻求帮助，久而久之就会发生压疮。

06 有什么方法能避免压疮呢？

（1）减轻压力、解除压迫是预防压疮的主要原则。尽管各种坐垫、床垫及支具不断改进，各种翻身床、气垫床的应用取得较好的效果。但最基本、最简单有效的预防措施是加强的患者翻身。翻身方法：对于病情稳定者定期给予翻身，采取翻身循环卧位，即翻身间隔时间根据局部受压和肢体的情况，每 2 小时一次，严格按时间进行。翻身交替顺序为：右侧位 30°——左侧位 30°——平卧位，并配合软垫垫起，每种卧位持续 1~2 小时，可相应保证了枕部、肩胛部、髂嵴、股骨粗隆、骶尾部及足跟的有效血液循环，从而减小易发部位的压疮的风险。病情不稳定患者，则应用气垫床的充放气功能，交替更换并按摩受压部位。同时可在骨隆突处用棕垫、凉水垫、谷粒垫、茶叶垫、荞麦皮垫、决明子垫等。其次对因病情禁止或不能翻身的重症患者，可用手拍打水垫，产生震动传播，起到按摩局部皮肤的作用。

（2）减少摩擦力和剪力翻身或移动患者时忌拖、拉、拽、扯，可，充放低床头，保持床面平整。平行抬起患者减少皮肤摩擦，用力要在一个平面上，减少剪力的形成。半卧位时对于膝部和足部进行恰当固定，在足部和床底之间垫棉垫，使床的起降功能提升膝部或用枕头垫起膝部，防止患者身体下滑导致的摩擦增加。

（3）保持皮肤清洁干燥，可增强皮肤的抗摩擦力。引流液、尿液及便渍均可导致皮肤潮湿或不清洁，及时更换床褥，用温湿的毛巾和柔软干毛巾依次擦拭皮肤，动作轻柔，并可用赛肤润、维生素 E、护臀膏、麻油涂于皮肤表面，能够在皮肤上形成保护层，防止皮肤水分过度蒸发，保护皮肤的柔软性和弹性，还可使摩擦系数减少，降低摩擦力和剪力。也可使用褥疮消，防止病情加重。

（4）营养支持治疗。营养不良是压疮形成的主要危险因素之一。重症长期卧床患者，由于疾病消耗，加之营养摄入减少，吸收功能下降，导致患者出现贫血、低蛋白血症。而低蛋白血症患者有近半数以上易发生压疮。根据病情尽量应用胃肠内营养，应予胃肠功能调理、高蛋白、高热量、高维生素、富含钙锌等的饮食。若肠内营养不能满足需要时，增加静脉营养，必要时输注血浆和白蛋白，保证全身营养支持，有利于提高皮肤的屏障功能，有效预防压疮的发生。

（5）避免护理误区。避免频繁、过度的清洁皮肤，不建议对局部发红皮肤进行按摩，避免使用碘酒或酒精等消毒剂擦拭皮肤，避免在局部创面使用冰敷、吹风机或烤灯，皮肤褶皱处避免涂抹凡士林等油性试剂，防止局部皮肤浸渍，甚至溃烂。

07 哪些人容易发生压疮呢？

压疮虽然普遍存在，但也有偏爱的人群。下面将告诉您发生压疮的高危人群。

（1）神经系统疾病患者。如昏迷、瘫痪、颅脑损伤的患者。这些患者意识丧失，存在感觉障碍，当身体某一部位受压时间过久，他们无法像正常人一样感受到疼痛或不适，从而不会主动翻身或改变姿势。长期卧床会导致身体某一部位长期受压而出现损伤。

（2）老年人。老年人因身体老化在各方面都表现出衰退现象，皮肤松弛、干燥、缺乏弹性，皮下脂肪萎缩、变薄，皮肤抵抗力下降，对外部环境反应迟钝，皮肤血流速度变慢，局部组织营养差，导致皮肤容易受损。另一方面老年人往往感觉较迟钝，对疼痛感觉较差，从而增加了皮肤及组织受损的可能性。因此预防老年人压疮应引起老年人自身、照护者及老年机构人员的重视。

（3）肥胖者。肥胖会使患者受压部位承受的垂直压力、摩擦力及剪切力都增加，也给照护者为其翻身造成困难，因此肥胖者易发生压疮。

（4）身体瘦弱、营养不良者。肥胖者容易发生压疮，那是不是越瘦越好呢？压疮被认为与患者的营养状况有关。实际上，太瘦的人也是发生压疮的高危人群。因为太瘦的人其受压部位如骨隆突处缺乏肌肉、脂肪组织的保护，容易被损伤。所以患者应当坚持正确的生活方式，保持适当的体重。

（5）水肿者。水肿会降低皮肤抵抗力，并增加承重部位压力，这与肥胖者易发生压疮的原因相似。另一方面，水肿者往往存在低蛋白、营养不良等情况，因此易发生压疮。

（6）疼痛者。有些患者出现疼痛，为避免疼痛会选择某一种固定姿势；且因变换姿势会加重疼痛，从而减少自身活动、翻身等因此易发生压疮。

（7）使用矫形器者。如石膏固定、牵引及应用夹板的患者，因翻身、活动受限而易发生压疮。

（8）大、小便失禁者。大小便失禁的患者皮肤长期处于潮湿环境，大、小便等污物也会改变皮肤的酸碱度，使皮肤脆弱而易发生压疮。

（9）发热者。体温升高会导致排汗增多，汗液可刺激皮肤，并且会加重皮肤潮湿的情况，使皮肤更加脆弱。

（10）使用镇静剂者。患者因自主活动减少而易发生压疮。应该注意的是虽然以上人群为压疮高危人群，但是不属于这几类人群的人也有发生压疮的可能性。

08 发生压疮后该怎么处理呢？

压疮在病发早期的时候不会在身体上有特别的症状表现出来，这时候很容易被忽略，但是随着压疮病发时间的增加，身上所患压疮疾病出现的病情加重的现象，这时才会引起重视。压疮是一种很难治疗的疾病，是由于在临床上护理不善，导致局部肌肤长期受压、处于缺血缺氧的状态而产生的坏死症状。压疮虽然很多人都知道，但是并不清楚褥疮的严重程度，现在我们就来了解一下。压疮具有发病率高、起病快、难治疗且易复发的特点。据资料统计，截瘫患者有 80% 发生过压疮，40% 反复发生过压疮，10% 虽积极治疗，但仍未及时痊愈。有的患者刚发生压疮时只有硬币或指甲盖大小，但由于处理不当或未引起足够的重视，近几个月甚至几十天时间就会发展成碗口大小的重症褥疮。而久治不愈的褥疮还会并发败血症、低蛋白血症及骨髓炎。这些并发症发生后不仅使治疗更加困难，甚至会危及患者生命。起初，身体的压疮疾病在形成之后不会有较为显著的症状在身体上表现出来，但是会慢慢随着身体上压疮病情的逐渐加重，对机体带来非常大的损伤，重症压疮会危及患者的生命安全。为此建议人们，如果身体皮肤上有压疮的形成，一定要重视，抓紧时间进行干预与治疗，不同分期的压疮处理方法也有很大的不同，如果在家发生压疮，建议前往正规的大医院就诊，争取早期根治压疮疾病。

第四节　其他症状

01 乳腺癌手术一侧手臂为什么会肿?

乳腺癌手术后一侧手臂肿胀，在根治术后较为常见，这种手臂水肿其实是一种淋巴水肿，因为乳腺癌手术损伤阻碍了淋巴回流的正常进行，导致包括大分子蛋白质在内的很多物质“流离失所”，留在了上肢，手术侧手臂肿胀也随之发生。放疗、感染、负重、加压等均会加重淋巴水肿。

淋巴水肿是需要治疗的，其目的在于缓解肢体的肿胀程度，增加肢体的活动度，改善患者生活质量，同时减少肢体继发感染、纤维组织增生等病变。轻度的、不影响功能的淋巴水肿一般不需要特别治疗，可通过功能锻炼、肢体保护，避免水肿加重。中度或重度的淋巴结水肿一般建议淋巴水肿标准化治疗，即 CDT（complete decongestive therapy）治疗，对于有完整淋巴回流的水肿患者效果尤为明显，CDT 治疗是一系列内科治疗的统称，该方法可应对大部分淋巴水肿。如果经标准治疗效果不佳，或严重的淋巴水肿，可考虑外科手术治疗，但外科手术治疗目前效果不稳定，而且一般需要联合标准治疗，才能巩固疗效。

02 化疗期间身上会浮肿，是怎么回事?

化疗前没有水肿，化疗后出现浮肿，则多半考虑与化疗相关。比如有些药物可引起水肿，如多西他赛可以增加毛细血管通透性，使用后部分患者出现体液潴留，引起水肿，一般停药后消失，糖皮质激素可降低水肿发生率或使其缓解。另外化疗过程中为减轻化疗毒性，常会输入大量液体进行水化、碱化，使体内水容量增加，而引起全身浮肿，一般可以加用利尿剂，防止水肿发生。化疗药物可致肝功能、心功能受损，导致全身性水肿，但以双下肢浮肿最为明显。化疗药物损伤肾功能，导致的肾性水肿，一般表现为晨起眼睑浮肿。还有部分患者在化疗期间，进食能力下降，或自体肝脏合成白蛋白能力下降，导致低蛋白血症，血液中的水分渗出到组织中形成水肿，可出现四肢水肿、浮肿以及胸腹腔积液等。如果因低白蛋白血症，要积极补充白蛋白，进行利尿等相关治疗，以改善患者症状。

03 输完盐水后手怎么又肿又胀?

输液侧手肿比较常见的原因是液体外渗，主要表现为针头穿刺部位肿胀，严重时会出现整个上肢的水肿，应该重新穿刺输液。还有一些药物，对静脉刺激性比较大，在输注的过程中有可能会引起静脉炎及静脉周围炎症，出现手臂肿胀的情况。这多见于输注化疗药物或输注含钾的液体，输注这类药物时，最好选择中心静脉置管给药，减少对浅表静脉的损伤，一旦发生，可外涂喜辽妥或者硫酸镁湿敷来缓解肿胀。另外，部分患者因担心输液针头外滑，在输液时肢体长时间保持固定姿势，缺乏活动，输液时间久了，会因为肢体缺乏活动，导致血液回流障碍，而引起输液侧肢体肿胀。

04 化疗或靶向治疗过程中会出现手脚开裂现象，是怎么回事？

患者在化疗、靶向治疗过程中会出现手脚开裂的情况，实际上这些都是化疗、靶向药物引起的皮肤毒性反应，称为手足综合征，又称掌趾感觉丧失性红斑综合征。其好发于手掌和足底，通常先出现手掌和足底皮肤瘙痒，手掌、指尖和足底充血，继而出现指（趾）末端疼痛感，手、足皮肤红斑，紧张感，感觉迟钝、麻木，皮肤粗糙、皲裂，少数患者可有切指样皮肤破损，出现水疱、脱屑、脱皮、渗出，甚至溃烂，并可继发感染，随着症状的加重，患者可因剧烈疼痛影响正常行走，进而影响患者的生存质量。手足综合征根据其表现临床分为三级：Ⅰ级是指患者手掌足皮肤的麻木感、针刺感、无痛性红斑和肿胀、脱屑等，使人感觉不适，但不影响正常活动。Ⅱ级是手掌足跟疼痛性红斑和肿胀，因手掌和足跟疼痛和肿胀会影响日常生活。Ⅲ级是比较重的，表现为湿性脱屑、溃疡、水疱和重度疼痛，患者表现为严重不适，不能工作或日常生活。

05 出现手足综合征该怎么处理？

化疗、靶向治疗后出现手足综合征，应及时告知医生，医生会根据临床症状，进行综合判断处理。如果症状轻，患者可以耐受，则不需要处理。需要注意尽量避免手部和足部的摩擦及接触高温物品，穿着宽松舒适的手套、鞋袜，使用松软的鞋垫，避免穿过紧的鞋，可预防手足综合征。避免较剧烈的运动和体力劳动，防止运动后四肢血液增多，加重化疗药物诱发和加重手足综合征。注意保暖，温水洗浴，减少手足接触热水次数，同时避免冷水刺激。避免接触刺激性物品如酒精、碘酒、肥皂等。避免阳光曝晒，出门穿长袖、长裤，涂 SPF ≥ 30 的防晒霜。对于干燥、脱屑的患者，禁忌搔抓局部皮肤及撕去脱屑，局部可涂抹甘油、维生素 I 乳膏或其他护肤品，增加手掌保湿度，缓解局部症状。对于出现手足部皮肤水疱溃破、溃疡及趾甲脱离，引起极度疼痛和功能障碍等严重症状的患者，需要到医院处理伤口。如合并感染，可以适当外用一些消炎药，例如莫匹罗星消炎膏等，必要时可口服或静脉滴注抗生素。研究发现口服维生素 B_6 和塞来昔布可以降低手足综合征的发生率，缓解其症状，需要在医生指导下使用。还可以在医生指导下选择具有活血化瘀、清热燥湿、活血消肿、去腐生肌功效的中药制剂外用治疗。多吃新鲜蔬菜和水果、高蛋白、高维生素、低脂肪食物。避免进食酒、辛辣、煎炸、油腻食品。每天饮水量大于 2500ml，保持大、小便通畅，以促进体内药物排泄，减少对机体的损害。停药和减量依然是目前的主要治疗手段，根据不良反应的级别和发生的次数，遵医嘱进行用药调整，剂量减量或推迟给药，严重者需要永久性停药，请和主治医生详细沟通。

06 化疗、靶向治疗后每个人都会出现手足综合征吗?

肿瘤患者在接受化疗、靶向治疗中，并不是每个人都会发生手足综合征的。目前化疗、靶向等抗肿瘤药物所致手足综合征（HFS）的发生机制还不确切，发生具有药物特异性和剂量依赖的特点，影响因素主要包括：药物种类、药物浓度、联合给药、患者因素（人种、性别及年龄）、肿瘤类型等。常见的易引起 HFS 的细胞毒类药物主要是卡培他滨、氟尿嘧啶、脂质体阿霉素、奥沙利铂、长春瑞滨、多西他赛等，其中卡培他滨和脂质体阿霉素最易诱发 HFS。卡培他滨的 HFS 发生率接近 60%。脂质体阿霉素发生率可达 50%。如果是阿霉素脂质体和 5-FU 联合，手足综合征发生率可高达 90%。舒尼替尼、索拉非尼等分子靶向治疗药物也存在发生手足综合征的风险，一般在用药后 2 周时最为严重，此后会逐渐减轻，疼痛感一般在治疗至第 6~7 周时会有明显的减轻甚至消失，随着治疗时间的延长，手足皮肤反应发生率也随之降低。Ⅲ期临床研究结果显示，舒尼替尼和索拉非尼的手足皮肤反应发生率分别为 20% 和 30%。研究表明老年患者、女性以及亚洲人群更容易出现 HFS。另外有研究还表明索拉非尼在肾癌患者中的 HFS 发生率高于其他肿瘤。手足综合征不仅影响患者的生活质量，同时也会因此调整抗肿瘤药物的剂量甚至终止治疗，进而降低治疗效果。因此对手足综合征的早期预防和早期治疗显得尤为迫切和重要。

07 化疗、靶向治疗停药后手足综合征症状会消失吗？

手足综合征为肿瘤药物治疗中较为常见的药物不良反应，发生具有药物特异性，以及剂量依赖的特点，症状多出现在使用化疗药物后的 2~21 天，个别会在用药 10 个月后出现，病程多为自限性，一般情况下在停药后 2~5 周逐渐缓解且基本没有长期后遗症，治愈后不影响日常生活及手足部美观，不必过分恐惧。

08 化疗、内分泌等治疗后没有月经来潮，还需要避孕吗？

化疗、内分泌等治疗后患者可能会出现一些少见的不良反应，如月经的紊乱或者月经推迟、不育等，多数是由于化疗药物引起患者体内内分泌激素的分泌紊乱，一般在化疗停止后 3 个月，患者月经周期会慢慢恢复，不用做特殊处理。但是建议您停经后，还是要采取避孕措施，性生活要适当节制，以免身体过度疲劳。要多注意休息，保持精神愉快，调整生活规律，加强营养，合理饮食，保证充足的睡眠，注意防寒保暖，避免着凉感冒，不要吃辛辣刺激的食物。

09 吃了地塞米松片脸为什么会红？

地塞米松片是一种肾上腺皮质激素类药，具有抗炎、抗过敏、抗风湿以及免疫抑制作用。当您服用地塞米松片后，出现脸红的情况，有可能是口服地塞米松片造成的局部皮肤毛细血管扩张反应，一般经过 2~3 小时就可以消失，属于正常现象。建议您注意舒缓心情，避免情绪紧张焦虑，排除一下是否有感染以及发热的现象存在，若没有，可以遵医嘱继续使用此类药物观察，并注意多食用蔬菜水果，不食用辛辣刺激的食物，使用激素需要补钙，若脸部发红长期不退可以来医院就诊。

10 化疗后身体一阵阵发热有没有好的解决办法？

化学治疗不仅对癌细胞有毒性作用，对正常细胞也有毒性作用，干扰体温调节中枢，造成体温调节中枢紊乱，患者感到发冷，然后发热，属于化疗的不良反应。建议患者进行正常的降温处理，多喝热水，促进新陈代谢，尽快排出化疗药物，补充营养，提高免疫力，保证充足睡眠，即可自行缓解。若您的发热症状持续不退，需及时到医院就诊，查找发热原因，给予对症治疗，以避免其他并发症的发生。

11 化疗后夜间容易出汗，有好的改善方法吗？

化疗后出虚汗是常见的不良反应，暂时未发现好的解决办法。但是建议您出虚汗后，要注意多喝水，可以快速地补充出汗所丢失的水分，也可以喝些有营养的流质食物，有助于增强身体素质及抗病能力，避免身体被打垮。多吃新鲜蔬菜、水果补充身体所需的微量元素，提高身体抵抗力。特别要注意休息，避免过多的运动，尤其要避免做一些大幅度的运动，以休息为主，保持身体的体力、能量，促进身体更快地恢复。

12 化疗后很怕冷，怎么回事？

一方面是由于化疗药物引起的严重恶心、呕吐，患者失液过多，液体量不足导致的低血压、低血容量等情况，因而临床上会出现怕冷、乏力等症状。另一方面是由于化疗后引起的白细胞粒细胞缺乏后发热，这种发热也会伴随患者怕冷的表现。还有些患者化疗后怕冷是由于营养物质摄入不足，主要是葡萄糖、蛋白质等营养物质不足。患者每日摄入食物不能满足需求，产生热量不足，因而出现怕冷的表现。

13 化疗后小便颜色偏红，正常吗？

化疗后小便颜色偏红，有很多原因。一方面可能是化疗药物对于膀胱黏膜及尿路黏膜造成损伤，从而出现尿血的不良反应。其次可能是在化疗后造成了肝脏功能的损伤，出现胆红素、转氨酶指标明显升高，尿液中胆红素的浓度远超正常，因此出现胆红素尿，也会表现尿液红。另一方面可能是化疗导致出现明显的骨髓抑制，血小板数值极低，从而出现自发性出血，临床上表现为尿血。化疗结束后一段时间，小便颜色一般会恢复正常，若持续出现小便颜色偏红不好转，建议您及时到医院就诊，查找原因，及时治疗。

14 为什么化疗后尿液会呈浓茶色?

化疗后尿液呈浓茶色，第一可能是机体尿液极度浓缩，尤其是饮水较少或者剧烈运动后导致体液蒸发较快，尿液在体内发生极度浓缩，在排出后尿液呈深褐色或茶色，通过多饮水能够有效缓解。第二考虑是病理性因素影响，导致尿液中的血红蛋白升高，升高的血红蛋白被硫化后表现出褐色或茶色。

15 化疗后尿液气味重而且有泡沫怎么回事?

化疗后患者可能出现的不良反应包括肾功能损伤，肾功能损伤时容易引起尿液有异味、有泡沫，建议您及时到医院进行相关的检查，根据检查的结果对症治疗，尽早改善症状。平时还要注意饮食，最好多吃一些清淡的蔬菜和水果。

16 化疗后有时会出现尿急、总感觉解不干净，甚至有时还会有排尿时尿道口灼热感、刺痛感，这是怎么回事？

化疗后出现尿急、排尿次数增多、甚至尿疼等情况，一般是化疗后常见的不良反应，常发生在前列腺癌、膀胱癌、子宫颈癌等盆腔肿瘤的放化疗中或放化疗后。这种情况应该考虑药物刺激所引起的，与肾脏的损害没有关系的，如果出现肾脏的损害，首先表现的就是肾功能的异常，平时多喝水，吃些清淡的食物，不要抽烟和喝酒。

17 白细胞低，日常生活要注意点什么？

白细胞减少症患者在生活中首先应该注意饮食，远离辛辣食物，例如桂皮、辣椒、胡椒等；不建议患者进食生冷伤脾的食物，例如田螺、螃蟹等；患者应远离会耗气伤正的食物，这类食物主要包括苦瓜、生萝卜等。还应该注意加强保暖措施，及时留意天气变化，在寒冷的季节或者换季的时候，需要及时增添衣物，防止受凉感冒。患者应该避免服用会损害骨髓或者容易导致白细胞减少的特殊药物，远离放射性物质以及会损害骨髓的化学物质。

18 吃什么可以改善贫血？

肿瘤患者贫血发生率高，除了药物治疗外，可以吃什么来改善贫血呢？首先了解一下贫血的原因，铁是合成血红蛋白的必要元素，铁缺乏是肿瘤相关性贫血（CRA）患者发生贫血常见原因，几乎可影响到一半实体和血液恶性肿瘤的患者。CRA患者可以多进食含铁丰富的食物，避免同时进食影响铁吸收的食物及饮料，如茶、咖啡、含草酸盐和植酸盐的食物等。下列食物可供选择。

（1）动物内脏：动物内脏中的铁含量往往高于动物的肉，如猪肝、牛肝、羊肝、鸡肝等，不仅含铁量高，而且维生素含量很丰富。

（2）动物血液：动物血液中含有丰富的血红素铁，容易消化吸收，具有很好的防治缺铁性贫血的作用。

（3）黑木耳和红枣：黑木耳和红枣有很丰富的铁质，不仅能防治缺铁性贫血，还可以滋补强身。

（4）绿色新鲜蔬菜和瓜果：常吃绿色蔬菜，比如菠菜、生菜、芦笋、小白菜等，蔬菜水果虽然本身含铁量并不高，但其中含有丰富的维生素C，能促进食物中铁的吸收。

19 贫血会引起头晕吗?

贫血症状的有无或轻重，取决于贫血的程度、贫血发生的速度、循环血量有无改变、患者的年龄以及心血管系统的代偿能力等。贫血发生缓慢，机体能逐渐适应，即使贫血较重，尚可维持生理功能；反之，如短期内发生贫血，即使贫血程度不重，也可出现明显症状。年老体弱或心、肺功能减退者，症状较明显，贫血严重时，神经系统症状亦多见，尤其是老年患者。常见的症状有头晕、头痛、耳鸣、眼花、眼前出现黑点或“冒金星”、精神不振、倦怠嗜睡、注意力不易集中、反应迟钝、手脚发麻、发冷或有针刺感等。患者容易出现以下情况：走路的时候突然觉得头晕、全身无力、双腿发软；蹲下后站起来，感到晕眩，眼前发黑，要定住站一会儿才能恢复正常的感觉。容易头晕的患者平时改变体位的时候，动作要慢，如起床要遵循起床三部曲，醒了床上躺 30 秒，动动手脚，然后慢慢起身，床沿坐 30 秒，坐完以后站立 30 秒，全身动一动，再开始走路。

20 贫血患者日常生活应该注意些什么？

贫血的原因很多，应遵医嘱对症下药，不要自己随便吃“补血药”。贫血患者应保持积极、乐观情绪，遇事不急、不恼，可以适当地看一些娱乐性的电视节目和书籍、听听轻松的音乐等。饮食注意营养均衡，多进食含铁多的食物，比如瘦肉、猪肝、黑木耳等，多吃新鲜蔬菜水果，合理烹调，不可过于油腻、过于辛辣。运动方面，应循序渐进，贫血患者会出现心慌、气短、头晕、浑身没劲等症状，不建议患者做剧烈的运动，因为剧烈运动会增加患者的耗氧量，可能导致短期内出现脑缺氧，从而可能造成晕厥，可以进行散步、骑车等有氧运动，并且循序渐进地进行锻炼，达到增加心脏储备功能、增强抵抗力的目的。

21 血小板低，平时生活要注意什么？

血小板偏低的居家患者，在日常生活中，要注意以下几点：①避免食用坚果、饼干等粗糙、坚硬的食物，还要避免吃过烫或辛辣刺激性的食物，以免引起口腔或上消化道黏膜出血。②平时避免剧烈运动，减少外伤，尤其是避免碰撞伤，以免外伤后引起出血。③保持大便通畅，避免用力解大便，如有大便困难可予以开塞露或其他润肠通便药物治疗。④避免剧烈咳嗽。⑤修剪指甲，避免抓挠皮肤。⑥密切关注大、小便的颜色，皮肤、口腔黏膜等是否有出血表现。如果发现皮肤出现一颗颗的小红点，可能是血小板低引起的皮肤出血，需要及时就医。

22 免疫治疗后，身上怎么长出一颗颗血痣？

有些免疫治疗的患者，治疗过程中身上会长出一颗颗血珠，有的像红痣，有的像珍珠，有的像桑葚，还有部分患者血珠融合成斑片型以及瘤样型。这些表现被称为反应性毛细血管增生症（RCCEP）。RCCEP是免疫治疗常见的不良反应，尤其好发生于使用卡瑞利珠单抗治疗的患者。这种不良反应通常会在用药后0.5~1个月出现，且多累及体表，黏膜部位少发，随着用药次数及剂量的增加，皮损累及面积及部位也会相应增加，药物累及剂量越大，出现RCCEP的概率越大。

23 长出血痣会影响疗效吗？

患者免疫治疗后发生了皮肤毛细血管增生症，身上长出血痣，最担心的是会不会影响疗效。那么到底是否会影响疗效呢？多项临床研究报道皮肤毛细血管增生症的发生与卡瑞利单抗单药治疗后的有效性（包括客观疗效和生存获益）密切相关，因此可将皮肤毛细血管增生症作为一种临床生物标志用来预测卡瑞利单抗单药的疗效。通俗地说，在使用卡瑞利单抗单药免疫治疗的患者，身上长出血珠，免疫治疗的效果会更好。

24 皮肤毛细血管增生症需要治疗吗?

免疫治疗患者身上长出血珠后，有些患者就会想这个要不要治疗？需不需要治疗是根据严重程度来判断的。RCCEP 根据严重程度分为 5 级。1 级：多个或单个结节，其中最大结节直径，10mm，伴或不伴破溃出血。2 级：多个或单个结节，最大结节直径 >10mm，伴或不伴破溃出血。3 级：全身泛发性皮肤结节，并发皮肤感染。4 级：多发和泛发，威胁生命。5 级：引起死亡。目前大部分患者的 RCCEP 多为 1~2 级，其常见的并发症多为出血，甚至继发感染，不会对患者的生命造成严重的威胁，多数皮损会在用药 3~4 个月后逐渐萎缩、坏死甚至脱落，只有当严重程度达到 3 级以上，医生会根据患者原发疾病的严重程度及分期综合考虑，决定是否暂缓用药或者停用药物。

25 眼睑长了个血疱，看东西很难受，怎么办?

有些免疫治疗患者，眼睑上会长出血珠，看东西很难受，揉揉又容易出血。怎么办呢？ RCCEP 在医院可以采取激光、冷冻等治疗方法，居家患者，无凝血功能障碍者，单个突出的血珠，可以采取棉线结扎法，最好采用消毒后无菌棉线从血珠根部进行结扎，结扎后血珠颜色由鲜红转暗红色或变黑，证明血供阻断，结扎有效。如果在结扎过程中出现疼痛，要注意观察结扎时有无牵拉到正常皮肤组织，如有牵拉移位重新结扎，结扎在瘤体组织上一般不会引起疼痛。经结扎后 2~7 天，血珠会因缺血收缩、变硬、结痂而脱落。部分结节状血管瘤蒂较粗壮，一次结扎后不能脱落，但结扎后血管瘤蒂变细，再行第二次结扎后更易脱落。

26 化疗后掉头发太厉害，怎么办?

化疗时头发可能是慢慢变细后脱落，也可能是一撮一撮的大片脱落，一般发生在化疗开始的 2 周后，残存的头发没有光泽，变成干枯发。但是脱发是暂时的、可逆性的，就像胡子被刮掉后会长出来一样。对头发或外貌有一定需求的患者，化疗前或化疗过程中可适当调整方案，避免采用对毛发损害相对较重的化疗方案，对美观有一定需求的年轻女性，出现脱发后可通过戴假发套改善外观。化疗停止后 2~3 个月，毛囊可重新生长毛发，所以不幸患上癌症的患者及家属无需过度恐慌和担忧。

27 为什么化疗后脸、手都会变黑?

皮肤色素沉着定义为由于过多黑色素沉积，导致皮肤变黑。化疗后脸、手指发黑，是临床一类化疗药物的特殊不良反应，但并非化疗药物都会导致脸、手指发黑。常见的化疗药物有 5- 氟尿嘧啶药物，如 5-FU、卡培他滨、替吉奥、顺铂等。停止化疗后，大部分患者 3~6 个月内，症状或多或少可以得到部分改善。因此患者化疗后出现脸、手指发黑的情况，通常无需过于担心。除非部分患者脸和手指皮肤出现继发感染，需及时向医生进行咨询及就诊。

28 放疗后皮肤变黑，怎么办?

放疗作为肿瘤治疗手段之一。皮肤变黑是因为皮肤受到射线的损伤而导致色素沉着，这种皮肤变黑一般来说放疗结束以后大概 3 个月会慢慢变回来。因此，对于放疗后皮肤变黑不用太在意，它是一过性反应，不会有多大影响，治疗期间建议：①穿宽松的天然纤维衣服，如棉质T恤。②如果头皮在治疗范围内，可用普通的洗发水轻轻洗头，但不要用吹风机吹干。③避免热敷（如热水袋）或冷敷。④避免或减少剃须，必要时可用电动剃须刀。⑤避免使用脱毛蜡、脱毛膏。⑥避免使用绷带。⑦避免阳光直射，并使用高日光防护系数（SPF）的防晒霜。⑧除非证实存在感染，否则应避免局部使用抗生素。

第十一章 我和肿瘤的那些事

01 不畏将来，不念过往

恶心呕吐是肿瘤患者治疗过程中常见的并发症，约 50% 的肿瘤患者会出现恶心呕吐的反应，不同程度的恶心呕吐会引起患者产生脱水、电解质紊乱、体重下降和营养缺乏的现象，也常常会加重患者的心理负担，阻碍化疗方案的实施，影响患者的生活质量。“有时去治愈，常常去帮助，总是在安慰”，作为一名肿瘤科医护人员，抗肿瘤治疗不是我们的唯一任务，让患者在治疗过程中尽量舒适是我们的责任，学会与患者沟通，注重患者的情绪、感受，用心倾听他们内心的声音，让患者消除疑虑、重塑信心，积极地应对化疗后产生的不良反应。

早上 7:30，我如同往常一样走进病房。

“护士长，你来上班啦！”进门右拐的藤椅上，一个戴着口罩笑意盈盈的阿姨叫住了我。

我停下匆忙的脚步，定睛一看：“吴阿姨，您到时间来化疗了呀？戴着口罩我都没认出来！今天精神很好啊，嗓门都特洪亮！”

“这多亏了你们医院医术高明，这次化疗后回家，我就第二天有点恶心，吐了一次，后面胃口也还好，很快就恢复了。等下你要到病房来看我哦！”吴阿姨说话间抬了抬下巴，虽然戴着口罩，也难掩开心。

“嗯嗯，回头我肯定来看您！”我点头应着和她挥了挥手。

吴阿姨因为上腹部持续饱胀不适半年多，去老家的医院就诊，不幸被确诊为胃癌中期，并接受胃癌根治术，3 周后在当地医院开始行第一周期化疗。原本对治疗充满信心的吴阿姨，却被化疗后恶心呕吐的反应彻底打垮了。

面对即将到来的第二次化疗，吴阿姨产生了强烈的抵触心理，担心要再经受一次“折磨”。入院那天车子还没开到医院门口，远远望见医院大楼，吴阿姨便开始吐了起来。眼见这样的情况实在没法继续接受化疗，只能决定先回家。家人又心疼又担忧，治疗也耽误不起，于是通过多种途径查资料打听消息，发现我们这里有个“无呕病房”，在丈夫和家人的再三劝说下吴阿姨决定再来试一试。

吴阿姨入院那天我在巡查病房时和她打招呼，只见吴阿姨面色憔悴，紧锁着眉头，一声不吭地躺在床上。从她的脸上，我能感受到她的焦虑和无助，当时就对她印象特别深。回头查看了她的病史资料，找个时间和她聊了聊：“吴阿姨，我是这里的护士长，愿意和我说说现在感觉怎么样了吗？”

出于礼貌吴阿姨回了我一句：“我不想来医院治疗了，都怕了，家里人一定要我再试试，一想起化疗后那难受样还不如不治算了。”

“您在家里怎么不舒服，说说看，也许我能帮您。”我顺势问道。

“别提了，真得太难受了。化疗刚结束那天傍晚就把吃下去的东西全吐了，刚开始漱漱口还能再喝点水、吃点东西，后面接着又吐，水也咽不下了，到第二天看到吃的东西就想吐，吐出来也就是一点点黄的水，嘴巴里都是苦的，整整 4 天，几乎没吃东西，连从床上爬起来的力气都没有了……”吴阿姨叹了一口气，看得出来她还是个很坚强的人，只是回忆起那段化疗后的经历又让她陷入了恐惧和焦虑。

“您说的情况我都能感受到，我们以前也碰到过这样的患者，跟您的经历差不多，甚至比您的反应还要大，但是随着医学技术和药物的研发，现在很少有这么严重的恶心呕吐了，您看看我们病房，没有几个患者感觉难受的，都跟平常差不多。”听我说完，吴阿姨心情似乎好了一些，她疑惑地看着我说：“化疗为什么会恶心呕吐啊？”

我拍了拍吴阿姨的肩膀，继续解释道：“一般女性患者会发生恶心呕吐，主要和精神、心理有很大关系，因为女性患者容易出现恐惧、焦虑等，从而降低了化疗的耐受力。年龄越大的患者胃蠕动降低，胃排空慢，增加了胃内残留食物，从而容易呕吐。您的焦虑反应和其他刺激也会导致呕吐。以往有很多像您这样的患者因为害怕恶心呕吐最后放弃了化疗，真的太可惜了，所以我们医院自行研发了一个无呕电子系统和微信小程序，只要扫一扫二维码，每天填写化疗后的感受，回家后我们会跟踪处理您的恶心呕吐情况，我们科室就是'无呕病房'示范区呢！"

此后，主管医生根据吴阿姨的录入信息在化疗前制定了三联止吐方案。化疗当天，吴阿姨没有出现明显的恶心呕吐等反应，当天傍晚就出院回家了。

第二天，在家中休息的吴阿姨收到"规范化无呕病房电子随访系统"小程序推送的随访调查问卷，填写关于恶心、呕吐、食欲、排便等方面的问题。根据吴阿姨填写的结果，系统评定为1级（轻度）呕吐、3级（中度）恶心、1级（轻度）食欲下降、1级（轻度）便秘，并自动推送了医院营养师定制的饮食宣教、中医师制定的穴位按摩方法，以及心理治疗师录制的放松视频教程。之后两天，调查问卷也每天准时发送到吴阿姨的手机，并在提交问卷后即时给出反馈建议。吴阿姨的症状明显减轻，顺利度过了这周期的化疗。

"护士长，来来来！"吴阿姨一把拉住我的手说，"我真是太感谢你们医院了，太感谢你们这个'无呕病房'了，这次回去我就只有一点点难受，这点苦还真不怕，我还是可以忍的，平时我也是个能吃苦的人，真的，早知道第一次就来咱们这医院治疗了，那罪也就不用受了！"

吴阿姨接着说："我现在又对治好这个病充满了信心，你相信我。"听着吴阿姨激动的话，我笑着回答："我肯定相信您！"用力握了握被吴阿姨牵着的手，吴阿姨大笑着，在她眼里我看到了希望和信心。

厚云慢慢淡去，阳光照进了病房，环境很暖和。我微笑着离开房间，心中既温暖又欣慰。

患者不会因为过往不好的经历而停止前进的脚步，主动和医护人员进行沟通，积极摆脱情绪困扰，减轻心理负担。抗癌之路很长，但我们不再害怕，让患者及家属了解化疗后反应的机制，树立战胜病魔的信心，共同改善患者的化疗体验与生活质量。物来顺应，不畏将来，不念过往，活在当下！

 照亮黑暗的那束光

“如果是微光，我们就让她更灿烂；如果没有光，我们就把光递进去。”

每每想起某位老师说过的话，就觉得充满了力量，没想到某一天我也成了那束光……

张大伯，一位淋巴瘤患者，他的抗癌之路特别坎坷，经历治愈后复发—口服化疗药—再次复发—靶向治疗—手术，本已无药可治，但是生命仍旧给了他一线曙光，此次入院行CAR-T治疗，费用昂贵高达120万，张大伯虽不知道费用，但是对这项治疗充满了希望，就像在黑暗中照入他心中的那束光。

入住层流室的第一天是我的夜班，我接待了他，这一次他给我的感觉和一年前见他完全不同，脸黑沉沉的，嘴角耷拉着，满脸的紧张和拘谨，最突兀的是脖颈下面那个紫红色的肿块。入住后张大伯问了好多问题：“我什么时候可以上药呀？”“这里面怎么没人陪我，我可不可以叫我女婿进来陪我？”“我经常会头晕的，如果你们在忙，没及时关注我，我摔倒了怎么办？”“我打铃你们要马上赶到我身边来哟！”，我对他的每一个问题都进行了耐心的解答。那一夜，他打了好多次铃，我因为不放心也频频地站在窗外观察，我觉得平常那个善解人意的张大伯这次怎么那么难伺候呢，在不停地打铃和解释中我的夜班结束了。之后的几天，我陆陆续续能从科室微信群发的信息里了解到：他用上药了；他的肿块并没有缩小；他的肿块变得更红了，皮温很高；他发热了；他一天天地在叹气……

我知道，住在层流室的张大伯因为缺少陪伴，缺少沟通，所以才会情绪反复，郁郁寡欢，这下我学的叙事护理终于可以派上用场了。再次轮到层流室的班次，我安妥好其他的病患，就来到张大伯房间，特地搬了椅子坐在他床边，准备要和他好好聊聊。

我："张大伯，还认识我吗？"

"不认识，你们护士戴上口罩都差不多。"大伯皱着眉头看了我一眼。

"我就是第一天晚上接待您的护士，你不是还问了我很多问题吗？"我微微笑着，伸手给他绑了一个血压带。

"哦，是你啊，那天我刚进来，你们层流室规矩多，又不允许家属陪，我啥也不懂，这心里有点慌的，不好意思啊小姑娘，那天麻烦了你一晚上。"他充满歉意地说道，但是脸上依旧没有笑容。

我："没关系的，每个刚进来的患者都是这样过来的，那这几天你习惯一点了吗？"

张大伯："好多了，住了6天习惯了，就是没人陪，我也不会用智能手机，你们这电视我也不会用，这日子确实有点难熬。"

我："是的，因为是无菌病房，没有家人，没人聊天，护士也很忙，进来陪伴您的时间有限，需要您独自待着的时间太长。不过，您可以打铃让我们给您开电视，也可以用您的老年手机给家里人打打电话。"

张大伯："经常这样麻烦你们，我也不好意思，家里人都很忙，都在上班，唯一一个陪我的女婿，也要每天买菜做饭，还要给我送过来，我吃完了，他还得回去洗，再准备下一顿，也很辛苦了，我也不想拖着他陪我聊天。"说完他小声地嘟囔了一句："主要是不能进仓来陪，这个不好。"

我再次向他解释了为何家属不能陪伴的原因，希望能得到他的理解。

我想找一个切入点去打开他的心扉，所以试探性地问："张大伯，您能和我说说你生病的整个过程吗？"

张大伯从床上坐了起来，若有所思了一会儿，便开始娓娓道来："我呀，是去年开始生的病，刚开始，我摸到脖子上有几个小石子大小的块，就去乡卫生院看了，医生说是淋巴发炎，挂了几天消炎药水，但是块没有小，然后我就去县医院看了，到了县里做了 B 超，医生告诉我是淋巴肿瘤，我一想不得了，就给儿子打了电话，儿子马上带我来省里检查了，住进了你们医院，后面确诊了淋巴瘤，就开始打化疗了，但是我这个化疗反应太严重了，虽然坚持打完化疗，但是命也去了半条。”说着，似乎是想到了之前化疗的反应，有一点点后怕的感觉，他紧张的擦了一把嘴巴，我将血压带撤了，顺势握住了他的手。“治好后那几个月我挺高兴的，谁想到今年 5 月份这个块又发起来了，位置就在你们给我打挂盐水管子那里（深静脉置管处）刚开始很小的。”说着拉开右侧衣服领子指给我看。

我：“哦，这个位置啊。”我也顺势用手去摸了一下，表示了解。

“我马上到医院让我的主管医生看了，她告诉我没事，再观察看看。”说完他重重地叹了一口气：“没想到过了一段时间，这个块就大起来了，我就去做了一个靶向治疗，也没有效果，然后在你们外科去开了一刀，病理结果出来说复发了，之后这个块变更大了，尤其是喉咙下面这个最大。本来已经没药医了，没想到，老天又给了我一个机会，让我碰到了这个新技术（CAR-T），真的太好了，我对它充满了希望！”

“是的，说明您的运气也很好呀，我们正好开展这个新技术就给您用上了，非常及时呢。”

“你们这个 CAR-T 治疗有这么好吗？到底是怎么做的呢？”

我一听，看来张大伯对我们这个新治疗并不了解，所以心里还是担忧的，如果我们解释清楚了，大伯会更安心。

“张大伯，那我简单给您解释解释这个 CAR-T 是什么，我们是怎么来做的。首先您上次经过了我们的干细胞采集，您的血样我们送到专门的实验室里分离出一种细胞，运用基因工程技术将能杀死癌细胞的物质放到这些细胞里，然后在实验室培养这些细胞，让它变多变强大，检验合格之后回输到您身体里，让它长大来对抗您的癌细胞，最后您身体癌细胞就被‘杀死’，病就好了。”

“哦，你这么说我就懂了，没有人和我这么详细说过，大家只会和我说这个东西好，这个贵，这个应该去做。”张大伯点点头，表示对我的解释他能听懂。

但是张大伯充满希望的脸上随即又写满了失望：“但是你们给我用药都5天了，我这个块一点起色也没有，还是这么大，不知道什么时候会变小，护士你知道吧？”

我：“您不要着急，您这个药物起效没这么快，它不是仙丹，一吃下去立马药到病除，它需要时间去吸收，就像一朵花，也需要经过播种、发芽、长大、开花，对不对？”

“那是的，我儿子也叫我不要心急，起效时间还没到。”说着，他皱着的眉头终于舒展开了，我知道这些天，其他的护士看他心情不好，生人勿近的态度，除了安慰他几句也不敢多和他说话，怕说错了他心里更难受。

我握着他的手越发紧了，只想给他传递我的力量，并且告诉他我能理解他。在知道了他心里最担心的事后，我开始试着开解他。

“大伯，那您能用简单的几个字和我描述下您现在的心情吗？”

“我嘛，哎！肯定是担心啰，还有不舍。”

“您担心的是什么呢？”

“咳咳……”大伯清了清嗓子。

“担心这个病，怕治不好了！你看别人一化疗就好了，我却这么快复发了，我现在就这一个机会了，如果这次没希望，我算是完了。”他抖了抖肩膀。

我用手轻轻拍了拍他的肩膀，虽然知道，他已经在心里想了千百遍，但是说出来还是需要很大勇气，这也确实是他不想去面对的事实。

“那您不舍的又是什么呢？”我想着追问下去，或许让他吧心里想的都表达出来会比闷着更好受些。

“我放不下家里人呀，我的女儿有两个孩子，一个上大学，一个读高三，我老婆在帮忙带这个高三的外孙呢，读了大学，老婆就算完成任务了；我的儿子才刚结婚生孩子，小孙子 7 个多月，好玩着呢，家里以前培养儿子读研究生挺困难的，这几年女婿生意做起来了，儿子也找了这么好的工作，日子过舒服了，我却生病了，哎！”

我问：“那您怎么看待这次生病呢？你怕不怕面对死亡呢？”聊了这么多，我认为可以尝试性的问问他内心最害怕的事。

张大伯说：“死，我是不怕的，我都 70 岁的人了，这次生病能治好最好，治不好老天要收我，我也认了，我也活够了。”没想到张大伯这么坦然，虽然他有很多不舍，却不惧怕死亡，这是我没有预料到的。

我说：“那您的心愿是怎么样的？”

“我希望再活 10 年，这样我最小的孙子也快上初中了，孩子们压力也小了，80 多岁，也算长寿了！”

我轻轻地拥抱了他，告诉他：“虽然我们不能主宰生命，但是我们可以活好当下，要对生活充满希望，把每一天都过好，过舒服了，这一次的治疗就像是黑夜里的那道光，让我们看见希望，有期待，也会有收获的！”

张大伯点点头，他对我真诚地笑了，“谢谢你，夏护士，我记住你的名字了，你今天抽空和我说了这么多，我把最想说的话都说了，看病这么久以来，这是我和护士聊得最多的一次，也谢谢你安慰和开导我，我会带着希望坚持下去。”

之后他还和我讲述培养儿子读研究生的故事，听着他面带微笑，滔滔不绝的分享着，我思绪万千。肿瘤患者是特殊的群体，当确诊疾病的那一刻，恐惧、担忧、痛苦就一直伴随着他们，我们医护人员要看见患者受疾病折磨的苦，更要看见患者心里的痛。我们医护人员要做患者有力的后盾，让他们能更安心，更积极配合治疗。最后我想说：让我们做一个有温度的护士，让我们的温暖像一束光照亮患者内心深处的黑暗。

03 您守护她们，我们守护您

Z的内心独白

我的名字叫Z，这大概是我人生以来最灰暗的一天，捏着这张报告单，“胃癌，腹腔转移”几个字使我的大脑一片空白，只觉得这是一场可怕的噩梦，所有的一切都变得面目狰狞，它们狂叫着想要把我吞噬。我在脑海中寻找证据来证明这就是梦境，但嘈杂的环境和检查医生略带担忧的建议硬生生地把我拉回现实。

接下来的一切都是那么熟悉，却又那么陌生，所有的视角顷刻扭转。

我，曾经作为一个白衣天使，现在成为一个肿瘤患者。

今天，大家依旧在科室里忙忙碌碌，而一个戴着眼镜的熟悉面孔手里拿着住院单，在护士站坐了下来，一旁站着的是我们科的L医生。这一切震惊了我们，但从Z的脸上，我们却感觉到了不同于其他患者的冷静、沉着，还有目光的坚毅和对未来的期待。一旁的L医生干练地操作着电脑，下达着医嘱，全力的接待这位特殊的Z患者。

做完一系列的检查和几轮的MDT讨论，终于敲定了Z的治疗方案。作为专业人士的Z给自己选择了输液港作为治疗期间的静脉通路。这个小手术非常顺利，切口缝合的一丝不苟、非常平整，Z拿起了小镜子，仔细端详起了这个新来的小家伙，小声地念道：“今天起你要和我一起战斗了，要加油！”

后来，Z开始了PC方案静脉化疗，这个方案是第1天和第8天分别使用150mg的安泰素配置液静脉滴注，再进行14天的卡培他滨片口服化疗；化疗的同时还得经常同其他科室进行会诊讨论，积极争取各种治疗机会。由于“腹水大军”常常来势汹汹，期间还为Z安排了好几次的腹腔热循环灌注化疗，为了做热灌注而置入的四根粗粗的管子也没少来折磨Z，但坚强的她咬着牙一一挺过去了。渐渐的，化疗引起的不良反应开始了对Z进一步的折磨，Z所有的心高气傲都随着秀丽的头发一根一根的掉落了，它们洒落在枕头上和床单上，触目惊心，头顶的皮肤一天一天变得清晰，剩下的孤零零的毛发就像是残兵败将，宣告着残酷的事实。Z的手由于卡培他滨片引起了3级的手足综合征，被迫暂停治疗，她手指甲还有关节处的色素沉着越来越重，就像是摸过什么黑黢黢的脏东西又没有认真洗手一样，但谁都知道，Z试过了很多种方法试图洗掉这种色素沉着，都失败了，这样的颜色把原来纤细灵巧的双手涂上了一层挥之不去的阴影，“算了，随它去吧。”Z无奈地笑笑，同时尴尬的把手往被子里藏了藏。但是，接下来Z出现了更大的问题，她双手的皮肤变得异常脆弱，到了没法正常使用的地步，一次，仅仅是想拿起一张纸，指腹接触纸的部位就开始撕脱、蜕皮；她的脚趾头也开始明显肿胀了，有些地方还一片一片的脱皮、翘起，甚至有黏黏的液体开始流出来，把脚和袜子黏在了一起；她开始觉得手和脚麻木不堪，一走路，脚下钻心的痛传播开来，站也站不稳，想要用手扶住什么，觉得手也开始不听使唤。Z从没有像现在这样深刻感觉到自己是一个患者，被扶到病床上后，痛苦使她把全部希望寄托在了L医生和医护团队上。L医生和护理团队为Z制定了缓解手足综合征的方案——使用中医会诊后的特定配方的中药煎剂，温水稀释后浸泡双手双脚，再配合口服塞来昔布胶囊（西乐葆）缓解疼痛不适，对于脚趾头破溃的地方就小心地用聚维酮碘给她消毒，防止局部的感染；手指、脚趾头这些皮肤薄的地方给她用剪成小块的多爱敷全部包好。Z真的很坚强，非常的配合，每天按时把双手双脚泡到中药里，按照要求配合着穴位按摩和经络拍打。所幸，经过一段时间的治疗后，Z的症状减轻了！虽然手指甲的色素沉着还在，但她的双脚脚趾肿胀消退了，渗液也没有了，手足综合征明显缓解，这令我们都很兴奋。这一回合的较量，是Z赢了。

寒来暑往，Z 经历了很多，这期间她更换过好几次治疗方案，也争取到了手术机会。因为免疫力下降引起过肺部感染，也曾在状态好的时候精心化妆参加大合唱，陪老朋友一起闲聊、喝茶，她的状态似乎越来越接近一个已经康复的患者。“如果能一直像现在这样就挺好的了。”Z 笑笑说。

再一次见到 Z，她的鼻子上多了一根鼻饲营养管，才知道没见面的这些日子她经常呕吐又吃不进去东西，但倔强又顽强的她知道，不吃进去就没有胜算的机会，这样反反复复了很多时日，Z 在深知营养于她而言的重要性，最终下定决心选择了营养管管饲和 TPN（全胃肠外营养）。她躺在床上，虽然瘦了些，但精神还算不错，指着这些营养液笑着说：“现在全靠它们了。”夕阳的余晖洒在 Z 平静的脸上，一如三年前那般的坚毅。

·L 医生旁续

假如生命来到了尽头，作为普通人的你最想做的事情是什么？得到最多的答案都是：陪伴家人、朋友，了却心愿。

如果生命时间只剩下一个月，就让我把作为朋友的你牢牢记住。眼看着一日日憔悴，一日日消瘦，一日日肿胀，一日日变黄，病痛无时无刻不在折磨着你，却常常无能为力。烦躁不安，大声嘶叫，神志却又异常清醒，想要解脱却又知道我们无法这么做。只能紧紧握住她的手，不停拍着她的肩膀，苍白无力的安慰，止痛、镇静，如此，尽最大能力减轻痛苦。

眼泪止不住，眼眶红了，口罩湿了，心也在颤抖。三年多来，一路陪伴走来，既是医患，也亦师亦友，无数次床前沟通，谈着谈着，变成了欢快的闲聊。常常地，我会暗自提醒自己，首先我应该是一个医生，需要不带个人感情，没有任何情绪偏见、本着最基本的医患关系来进行沟通，做最有利于患者的治疗。我常常地要深吸一口气，告诉患者：“来，是医生要客观冷静，即便面对这样的情况，我更要做出最有利于你的治疗决策。”

此时此刻，我紧握住她的手，忍着热泪，告诉自己，冷静，我不仅仅是一名同事、朋友、家属的身份，我更是一名医生，是她可信懒、可以依靠的主治医生，她还需要我，她现在最需要我！所以，坚强起来，勇敢一点！

我默默把眼泪擦干，下达医嘱，继续工作。

我永远都是一名医生！

04 一根导管串联的情感

肿瘤患者通常需要反复接受漫长的抗肿瘤治疗，且输注药物常为刺激性或者发疱性药物，因此对于肿瘤患者而言选择合适的血管通路装置是非常有必要的，PICC 导管也就应运而生。那什么是 PICC 导管呢？PICC 管系指经外周插入的中心静脉导管，是用于静脉输液的一种管道。别小看我们这一根小小的导管，只要插上这种导管输液就不用扎针了，输再刺激性的药物也感觉不到血管疼痛了，输液时手臂可以自由活动，再也不用担心跑针渗液了。但是对于导管的维护与自我管理方面患者及家属往往存在很多的疑惑和问题。在这个处理的过程中，也串联起了我们与患者及家属的情感。

某一天节假日值班接近下班时，静疗门诊的电话响了，接起电话后，对方急迫的声音迅速响起，她就是我们今天故事的主人公，王某。她是一位结直肠癌患者，温州人，术后为行化疗在我们这里置入 PICC 导管，此次是因为她的 PICC 导管堵塞了，当地处理不了，才来紧急联系我们。通过沟通她和家属立即坐上高铁来我们医院处理，我们也立即安排人员值班等待她的到来，通过一小时的处理后，导管堵塞问题顺利解决，她不停对我们进行夸赞，并对我们的工作表示认可。其实我们和她的缘分早在一次次的维护和指导中开始了。

第一次在置管后见到她是在门诊维护室，她来办理住院手续，顺便来进行导管维护。当时的她不仅超出了维护期限，贴膜周围已经大面积松脱。当即询问了她关于导管维护相关的健康指导。

护士：“阿姨，根据您的维护登记本上来看，您上次维护是在 7 月 11 日，今天已经是 7 月 19 日了，已经 9 天了，您为什么没有及时在您当地医院进行导管维护呢？”

王某：“我想着我马上就要来医院办理住院手续了，可以到这里来顺便维护一下，就不再去那边医院折腾一趟了，反正也没超过多少时间。”

护士：“王阿姨，您这样的想法是不对的。您不要小瞧这根小小的导管，它是直接放置在血管内的，对定期规范维护要求较高。PICC 导管维护最长间隔时间不能超过 7 天。而且如果发现敷贴卷边、松动等情况要及时去医院进行处理，不能因为维护周期没到就不去医院维护。一旦敷贴松开或者脱落，就不能很好地对导管起到固定和保护作用，不仅会导致导管外滑，也会导致周围皮肤上的细菌进入导管内，引起局部或者全身的感染，您这样就得不偿失了。”

王某：“哦，原来是这样的，那我明白啦，这个贴膜松开主要是我昨天洗了澡，水不小心浸湿了才会松开的，想着今天来换了就没去管它。”

护士：“王阿姨，您洗澡时有没有戴防水袖套保护导管？”

王某：“那我戴了的，做完导管我就根据你们给我的臂围尺寸去买了，可能不小心水还是进去了。”

护士：“王阿姨，您戴了防水保护袖套这点非常好，但是您在家洗澡的时候还是要注意，防水袖套带好了并不一定表示水就百分百不会渗进去，所以建议您洗澡尽量选择淋浴而不是盆浴，淋浴时也不要将置管侧手臂长时间淋在水中，洗完后一定要看一下有没有水渗进贴膜内，如果有一定要及时去医院进行消毒更换。”

王某：“去医院太麻烦了我们那里医院还不是像你们这里这样每天都有人换的，我们那里只有周一、三、五上午半天才有人换的，我看操作也是消毒一下换个膜，那护士我们能不能买个消毒液和贴膜自己在家消下毒换个贴膜就可以了？”

护士：“王阿姨，导管维护不仅包括消毒皮肤和更换敷贴，我们还要评估您的导管功能的，看导管有没有外滑，局部有没有红、肿、热、痛，要看一下导管回血是不是好的，推注液体是否通畅等，只有正确评估过才能确保您导管使用的安全，所以没有您说的这么简单。”

王某：“哦哦，看着你们这个简单的操作里面原来有那么多的学问。那我明白了，以后我一定注意。”

在解答了王阿姨的一系列问题及做了一些健康指导后，王阿姨就去办理住院手续，开始了第二周期的化疗，但是王阿姨的故事并没有到此结束，一个月后的一天我们又在维护门诊见到了她，这次她又出现了新的状况。

护士：“王阿姨，您是来做导管维护的吗？”

王某：“是的，除了导管维护我还有个事情要咨询。我这个做导管这一侧的手臂很酸，肩膀这里很痛，手也抬不上去。”

我们迅速评估了她的情况，发现她肢体上抬只能到达 45° ，首先考虑是否有导管相关血栓，询问患者主诉并没有肢体胀痛，测量肘上 10cm 臂围较置管前也没有明显改变，我们又联系门诊医生安排了急诊血管 B 超，B 超结果显示患者没有伴发血管。而后我们怀疑是肢体活动不到位而引起的肩周炎，俗称“冻结肩”。

护士：“王阿姨，您做了导管后平时在家里干活吗？主要干哪些活？”

王某：“你们不是说做好导管后这个手不能拿重物吗，哪里还敢干活，我平时除了吃饭，其他都是家里人帮忙的。”

护士：“王阿姨，您这样是不对的，您只记得护士告诉您不能提超过 5kg 的重物，其他的您就不记住了。PICC 置管后日常生活不受影响，不要因为置入了PICC导管，而过度限制活动。置管侧手臂可以做一般活动，如手臂弯曲、伸展，可以自己穿脱衣服、刷牙、洗脸、梳头。您什么都让家里人帮忙了，这个手臂长期处于“废弃”状态，时间久了就会导致肌力下降、肩周炎等的发生。长此以往，等到您把导管拔除的时候，您的这支胳膊也废了，很难再举起来。”

王某：“这么严重啊，那我知道了，我回去一定好好锻炼。现在要怎么处理呀？”

护士：“我们会指导您家属给您进行肩部的按摩放松，您自己配合每天进行爬墙运动，后续会慢慢好转的，不要心急，慢慢来。我们这里给您的健康指导的材料，您回去再好好看一下，这上面有我们的联系电话，有情况就及时联系。”

王某：“真是太谢谢你们了，有你们这么专业的指导，我就放心多了。”

通过一轮轮耐心指导，王阿姨的导管正常使用到治疗结束才进行拔除，王阿姨也从一开始的“小白”，现在成了半个“专家”，偶尔也会替我们向患有进行一些简单科普。这一根细细的导管不仅串联了我们与王阿姨的情感，也串联了与许多类似患者的情感。

一个个普通的患者，一件件细微的小事，在这其中，我们感受到了温暖的力量。对于患者来说，她们对于医院和医护人员就是“时刻在依赖，时常在忽视，时而在抱怨，从来不了解”的状态，因此做好肿瘤患者的居家健康指导，才能让她们不再忽视、减少抱怨、正确面对。

05 挑刺小能手

有天晚上，我值夜班，像往常一样晚上7点钟准时给疼痛患者发放止痛药物，这天来到19床床边，发现是一个年轻的男患者，表情淡淡的，大概二十多岁的样子，个子也不高，瘦瘦小小的，头发剃得很短。于是按照常规核对后得知他叫刘某某，晚上是第一次吃止痛药，于是疼痛部位、性质、评分等问的特别仔细，期间他一直低着头回答我，在我跟他宣教止痛药的不良反应时，他突然抬头问我："护士，这药能不能不吃呀？"

我："为什么呀？你有什么顾虑吗？"

小刘："我本来就便秘，再吃这个止痛药不是更厉害了吗？我不太想吃。"

"可是你目前最主要的症状是疼痛，先控制疼痛，便秘我们也有办法解决，不能因为便秘这个不良反应而忽略你最主要的症状。"我巴拉巴拉跟他解释一通，他沉默不说话，于是我把药给了他，让他赶紧服下去。这时外面呼叫铃响了，我就出去忙了，没有盯着他吃下去止痛药。大约过了一个小时再次评估他用药后的效果，发现他躺在床上，睁着眼睛，父亲陪在床旁，我询问现在疼痛情况如何呀，他没回答，不搭理我。父亲很无奈地说："他不肯吃，我一直在劝他，脾气还大，还骂我。""不用你管，反正我不吃。"他很大声地朝他爸爸吼，两个人一直在吵。我听不下去了，赶紧打断他们的争吵，"你爸也是关心你，他这么大年纪了，你还对他吼，吃药还不是为了减少你的痛苦……"，只见他依然躺在床上，头斜着，眼睛睁得很大，但没再说话，他爸不以为意地说："护士，不用管他了，就这德行，你忙你的去吧。"老人家都这么说了我也不好再说什么了，我见他眼睛一直睁着不理人，我想他可能觉得我多管闲事，正准备出病房，突然脑子咯噔一下觉得不对劲，于是我赶紧过去轻轻地推了一下他的手臂，发现没反应，又用力地推了两下还是没反应。我心一慌直觉不好了，立即检查呼吸心跳都存在，就是叫不应无意识，于是马上呼叫值班医生，心监吸氧，准备抢救。大约 5 分钟左右患者自行恢复意识，对答切题，我长舒了一口气说："吓坏我了，之前还好好地和你爸爸吵架来着，怎么突然意识不清了？"小刘虚弱地说："就是因为很痛，又被爸爸给气的，然后一下就什么都不知道了，这次太谢谢你了。”我看着这一刻他的脆弱和无助，也没再说一些责怪的话语。

我：“没事，那你好好吃药好不好，不要跟自己的身体过不去呀。”

小刘：“好的，我吃我吃。”就这样他乖乖吃了止痛药。他爸爸这时也过来感谢我和值班医生，然后就去照顾儿子了。接下去的几天，小刘都有按时吃药，疼痛控制得也很好，便秘情况也不是很严重，一切都不错，但他跟爸爸的关系一直挺僵的，经常听到他们吵架。

第二次是一个月后的一个下午，他再次入院准备化疗，护士跑来跟我说他不肯打针，让我去劝一下，我很疑惑地跑过去问他：“为什么不肯挂盐水呀？”他很委屈地说：“俞护士，我手上有根刺，很难受，你能帮我把刺挑了吗，我自己不敢，我爸爸又很笨弄不好，我就相信你。”我有点哭笑不得，这么一个大男人怎么像个小孩一样，为了一点小事闹脾气。于是，我给他消毒，拿针头小心翼翼地把那根刺给挑出来了，他很开心，也愿意接受输液、打针了。因为这件事情，同事们开玩笑给我起了一个外号“挑刺小能手”。我也欣然接受这个称呼。之后每次小刘不配合时，同事们也都推我去解决，小刘见到我也会很配合。

跟他接触多了，渐渐也了解了他的一些事情，他今年 29 岁，是温州平阳人，家里有两个哥哥，他是最小的，妈妈去世多年，一直爸爸带着他们，由于家里穷，小学毕业就出去打工了，之后跟着亲戚到意大利打工当厨师，没赚到钱年纪也大了，于是去年回国准备在家乡继续打工，今年突然感觉胸口很痛，影响睡眠，去医院一查肺癌，一下子接受不了，脾气很坏，他爸爸也不会安慰人，只劝说一些好好治疗的话，他觉得很烦，经常跟爸爸吵。但还是拗不过爸爸带着他来治疗。跟他聊天的过程中，我可以感受到他其实已经接受了自己癌症的事实，但他不想过多治疗，不愿老父亲为他奔波吃苦，最后还得不到一个好的结果，所以他用这么一种极端的方法想让老父亲放弃给他继续治疗。

我把小刘的故事讲给了科里的医生护士听之后，大家都唏嘘不已，觉得爱莫能助。我和小刘还互留了微信，经常劝导他多跟刘爸爸交流不要一味地跟他硬扛，两人互相理解、互相交流。经过我的多番劝导之后，父子俩的关系逐渐缓解。

经过两次化疗之后小刘的肿瘤没有缩小反而增大，但能按时口服止痛药，疼痛情况控制不错，经过家里的商量之后，不愿再继续进一步治疗，决定回家休养。

在此之后，我经常能看到这张欧元，我都想起小刘那晚的脆弱和无助，想起“挑刺小能手”的称号。